아토피 완정법은 희망입니다

누구나 할 수 있는 **아토피 완정법**
120일의 기적

윤명화 지음, 문창식 감수

크레비즈

누구나 할 수 있는 **아토피 완정법**
120일의 기적

추천의 서

현대인의 생활은 날이 갈수록 윤택해지는 반면 만성질환의 발병률은 점점 높아지고 있다. 그 중에서도 아토피는 유아에서부터 성년에 이르기까지 일상적인 생활이 어려울 정도로 많은 고통을 주는 질환이다. 갓난아기가 온 몸에서 진물을 흘리며 가려움증 때문에 잠을 이루지 못한다. 이를 곁에서 지켜보아야 하는 엄마의 속은 새까맣게 타들어간다.

하지만 현재까지 아토피 치료법은 공식적으로 명확하게 알려진 바가 없다. 현대의학으로도 잠시 증상을 억제하는 경우가 고작이고, 오히려 지나친 스테로이드 처방으로 증상을 악화시키는 경우가 많다.

이런 현실 속에서 《아토피 완정법 120일의 기적》은 아토피를 극복한 작가의 생생한 경험과 노하우가 담겨있는 소중한 책이다. 수많은 아토피 환자와 가족들에게 단비와 같은 소식이라고 할 수 있다. 나도 성인 아토피를 앓고 있는 자식을 둔 부모로서 이 책을 읽으며 아토피를 정복할 수 있다는 자신감을 얻을 수 있었다.

아무쪼록 이 책이 많은 아토피 환자와 가족들에게 올바른 치유법을 알려주는 지침서가 되기를 바라며, 주옥같은 책을 세상에 내놓으신 작가에 무한한 격려와 감사의 인사를 드린다.

임상통합의학 암학회 문 창 식 회장

추천의 서

아토피 피부염(atopic dermatitis)의 발생원인은 아직도 확실하게 알려져 있지 않다. 임상증상도 가려움증, 피부 건조증, 특징적 습진 등 다양하다. 다만 환경적 요인과 유전적 소인, 면역학적 반응 및 피부보호막 이상 등이 주요 원인으로 지적되고 있을 뿐이다.

아토피 피부염은 주로 영·유아기에 시작되는 만성적, 재발성, 염증성 피부질환을 말한다. 한번 발병하면 극심한 신체적, 정신적 고통을 초래하기 때문에 아토피 환자뿐만 아니라 가족 전체의 삶이 피폐해진다. 저자는 그동안 아이의 아토피 치유를 위하여 치열하게 연구하며 알아낸 노하우들을 역저《아토피 완정법 120일의 기적》을 통해 아낌없이 공개하고 있다. 딱딱한 이론이 아니라 생생한 사례 위주로 되어있어서 많은 아토피 환자들에게 큰 도움과 용기를 줄 것으로 믿어 의심치 않는다. 이미 많은 것을 이루어냈음에도 멈추지 않고 대체의학대학원에서 통합의학의 미래를 위해 연구에 매진하는 저자에게 아낌없는 응원을 보내며, 세상의 빛과 소금 같은《아토피 완정법 120일의 기적》의 출간을 진심으로 축하한다.

경기대 대체의학 대학원 진 행 미 원장

누구나 할 수 있는 **아토피 완정법**
120일의 기적

추천의 서

피부완정연구소 윤명화 대표로부터 《아토피 완정법 120일의 기적》 원고를 받은 후, 한 번도 쉬지 않고 단숨에 읽어 내려갔다. 평범한 한 아이의 엄마가 어떻게 의사도 정확히 모르는 아토피 치유법을 찾아냈을까 하는 궁금증 때문이었다.

예전부터 아이들에게는 태열이라는 것이 있어서 돌이 되면 자연스럽게 사라졌다. 이것이 사라지지 않고 계속 되는 것이 아토피이다. 요즈음에는 신생아의 약 50%가 아토피를 앓고 있다고 한다. 아토피맘이었던 저자는 아이를 살리겠다는 일념으로 치열하게 연구했고, 결국 아토피의 주된 원인이 독소와 먹거리라는 사실을 밝혀냈다. 역시 엄마는 위대하다는 생각이 들었다.

아토피가 있는 아이는 우유 알레르기가 있는 경우가 많다. 우유 알레르기가 있는 것을 알지 못하고 계속 먹으면서 아토피가 심해지는 경우가 있고, 우유에만 의존하다가 유당불내증인 아이가 영양이 부족으로 더 심각한 상황에 놓이기도 한다. 아이에게 모유를 먹이기 위해 엄마 스스로 식생활을 바꾸었던 에피소드에서는 베지밀을 개발한 정식품의 정재

원 박사가 떠올랐다.

마지막으로 독소에 관련된 내용을 읽으며 미야베 미유키의 소설 "이름 없는 독"이 떠올랐다. 이 소설의 내용 중에 "사람이 사는 한, 거기에는 반드시 독이 스며든다."라는 구절이 있다. 우리를 둘러싼 환경에 만연한 독소의 위험성을 새삼 느낄 수 있었다.

이 책은 아토피의 원인과 치유법을 쉽고 정확하게 알려 준다. 의학적인 지식이 없는 보통 사람들도 쉽게 이해할 수 있을 정도다. 이처럼 귀한 책을 세상에 내 주신 윤명화 대표에게 감사를 드리며, 세상의 모든 아토피맘들에게 이 책을 자신있게 추천한다.

(주)메디넥스 이 창 열 대표

누구나 할 수 있는 **아토피 완정법**
120일의 기적

프롤로그

저는 아토피맘입니다

나는 의사도 아니고 사업가도 아니다. 그저 아토피가 심했던 한 아이의 엄마다. 지금 생각해도 가슴이 먹먹해지는 2006년, 아토피는 나를 절망에 빠뜨렸다. 하늘을 보고 울며 꼭 낫게 해달라고 얼마나 기도했던가. 그날부터 나는 내 아이를 살리기 위해 내가 할 수 있는 모든 일을 했다. 정성이 통했던지 결국 알레르기가 심했던 강호는 기적적으로 아토피가 좋아졌다. 그것은 내가 잘나서가 아니라 보잘 것 없는 나의 기도를 하나님께서 들어주셨기 때문이리라. 그 일을 계기로 나는 평범한 삶이 얼마나 귀중한가에 대한 값진 교훈을 얻을 수 있었다.

그러던 어느 날 아토피에 대한 나의 봉사와 열정이 짝사랑 같다는 생각이 들었고, 내가 할 일이 아니라고 판단하고 다른 길을 택하기로 했다. 전국에 수백 명의 강사를 키워내는 일이었고, 청년실업 해소에 도움을 주는 일이었다. 하루 4~5시간씩 자고 주말마저 반납하면서 열심히 했음에도 불구하고, 나는 다시 아토피와 함께 하는 자리로 돌아와야 했다. 나를 위해 계획하신 하나님의 뜻이 아닌 곳에서는 열매를 맺을 수 없었던 것이다.

2010년이 되던 해, 하나의 사건을 계기로 나는 내가 가진 달란트를 아토피로 고통 받는 사람들을 위해 쓰는 것이 나의 사명임을 다시 한 번 깨달았다. 그 후로 지금까지 쭉 아토피 가족들과 함께 해왔다. 조금은 손해를 보더라도 누가 알아주지 않더라도 내가 가진 것을 아낌없이 나누어 주었다. 내가 가진 경험과 지식이 다른 사람들에게 도움이 되는 것이 너무도 즐거웠다. 예전의 나와 똑같은 일을 겪고 있는 누군가에게 답이 있다고 외치고 다닌 지 벌써 10년이 되었다.

누구나 할 수 있는 **아토피 완정법**
120일의 기적

완정법을 알리는 일은 사명감과 봉사정신이 없으면 힘들다. 아토피로 인해 상처받았거나 마음이 아픈 사람들을 대하는 일은 정말 쉽지 않다. 잘해주고도 조금만 상태가 안 좋아지면 욕을 먹기 십상이다. 아토피 완정법은 수익보다 한 사람의 아토피가 좋아지는 것이 목표다. 돈을 생각해서는 정말 못 할 일이다. 그토록 열정적이던 내가 오죽하면 중간에 다른 길로 도망갔을까? 그러나 한 사람, 한 사람 피부도 마음도 건강해지면서 희망과 행복을 되찾은 모습들을 지켜볼 때마다 무너지던 마음이 오뚝이처럼 다시 일어났다. 오히려 내가 그들에게 에너지를 받고 감사하며 여기까지 걸어올 수 있었다.

이 책은 의료인이 아닌 한 명의 아토피맘으로서 수많은 아토피안들과 경험한 사례들을 전문가들의 연구결과를 기반으로 하여 정리한 노력의 결과이다. 한마디 한마디가 경험에서 나온 주옥같은 정보들이다. 그것은 수년간 쌓아온 노하우이기도 하지만 하나님께서 주신 귀한 지혜의 달란트이기도 하다. 아토피 완정은 사람이 할 수 없는 일이며, 내가 하는 것이 아니라 하나님이 하시는 일이다. 그 어딘가에서 방법을 찾아 애

프롤로그 | 저는 아토피맘입니다

타게 기도하는 이들을 위해, 지금 이 순간도 아토피와 힘들게 싸우는 사람들을 위해, 하나님의 인도하심으로 만나야 할 사람들이 만난 것이다. 그 길에 나는 봉사와 사명으로 인연이 된 한 사람 한사람을 위해 역할을 감당하고 섬기고 있다. 다른 곳에서 쉽게 얻을 수 있는 정보가 아니기에 부디 한 문장 한 문장 마음을 담아 읽어주기를 간절히 부탁드린다.

돌이켜보면 책을 한 권 쓴다는 일은 참 지난한 일이었다. 기쁜 소식은 책이 나온 후 개정판을 내는 동안 10년간의 숙원해 오던 꿈이 이루어졌다. 통합의학을 하는 의사를 만나 아토피 완정법을 알리는 것이 오랜 꿈이 있는데, 아토피 전문병원에서 특별한 검사를 진행하면서 아토피 완정법을 할 수 있게 되었다. 앞으로 병원의 임상 data를 기반으로 아토피가 좋아지는 기전과 사례를 축적하고 더 많은 사람들에게 알리고 치료의 기회를 제공할 수 있게 되었다. 포기하고 싶은 순간마다 인사 글을 쓰는 이 순간을 상상하며 견뎌왔다. 먼저 10년이라는 긴 시간 동안 아토피라는 공통점으로 서로 위로하고 격려하며 믿고 함께 해주었던 완정 가족들에게 감사의 마음 전한다. 책에 집중하느라 좋은 엄마와 사랑스런 아내가 되어주지 못한 가족들에게도 미안함과 사랑하는 마음을 전한다. 그동안 때로는 격려하고 때로는 질책하며 끝내 완주할 수 있도록 곁에 있어준 '성공작 작가 친구들'에게도 감사하다. 또한 책을 쓰는 동안 실제 임상 기반의 강의를 들으며 도움을 받은 '임상 통합의학 암학회'와 회장님, 메디넥스 대표님께 감사한 마음 드린다.

2017년 1월에 이 글을 썼었는데 벌써 1년이 훌쩍 지나갔다. 고난이란 성장통이라고 했던가? 우리가 살아가는 순간순간이 모여 하루, 한달, 1년이 되듯이 그 삶 속에서 겪는 모든 일들이 쌓이고 쌓여 우리를 성장시킨다고 보면 고난은 유익인 것이다. 하루는 24시간이 아니라 팔만육천사백초라고 한다. 1년은 삼천백십만사천초…
아토피맘에게는 이 숫자가 더 어울리지 않을까 생각해본다.

엄청나게 길게만 느껴졌던 1년이라는 시간이 순간처럼 느껴지는 경우도 있고, 아이의 상태에 따라 울고 웃으며 시간을, 분초를 쪼개어 살아가는 우리 삶이 언제나 감사와 기쁨으로 채워지기를…

프롤로그 | 저는 아토피맘입니다

마지막으로 수많은 밤을 지새우며 울고 웃었던 그 모든 순간에 힘이 되어주신 하나님께 이 모든 영광을 돌린다. 부디 이 책이 많은 사람들에게 올해 가장 큰 선물이 될 수 있기를 간절히 소망한다.

2018년 1월

윤 명 화

아토피 완정법은 희망입니다

누구나 할 수 있는 **아토피 완정법**
120일의 기적

윤명화 지음, 문창식 감수

누구나 할 수 있는 아토피 완정법
120일의 기적

프롤로그 – 저는 아토피맘입니다   6

1장 아프고 토하고 피나는 아토피

1. 주한이가 받은 두 번의 상처   18
2. 아토피, 남의 일이 아니다   23
3. 세상 어딘가 답이 있을까?   27
4. 우리 아이 보는 눈길 사양할게요   32
5. 천의 얼굴을 가진 아토피   36
6. 검사 결과 따로, 음식 반응 따로   40
7. 매스컴은 왜 거짓말을 할까?   45
8. 아토피 5만 시간의 법칙   49

2장 아토피, 범인은 누구일까?

1. 평생 우유를 못 먹어야 한다니   56
2. 아토피를 부르는 잘못된 식습관   61
3. 첫째도, 둘째도, 셋째도 아토피   65
4. 어설픈 보습이 피부를 망친다   69
5. 스트레스도 아토피의 원인이다   75
6. 내가 환경호르몬을 먹고 있다고?   79
7. 시골로 이사가면 좋아질까요?   85
8. 스테로이드는 판도라의 상자   87

3장 아토피, 면역력이 답이다

1. 잘 쓰면 약, 못 쓰면 독   94
2. 세포가 건강해지는 시간 120일   99
3. 독소배출로 몸을 정화하라   103
4. 단백질 제한보다 고른 영양이 중요하다   107
5. 비타민, 미네랄 채울 수 없다면 먹어라   110
6. 모발 중금속 검사로 건강을 진단하자   114
7. 하루 2리터의 물이 피부를 살린다   119
8. 물! 그 한마디만으로도 가슴 아픈 이야기   123
9. 마이크로바이옴 아토피의 새로운 패러다임   130

4장 치료가 아닌 치유를 하라

1. 28일간 독하게 스테로이드를 끊어라   138
2. 파우더 반신욕이 독소를 배출한다   144
3. 재생을 도와주는 보습을 하라   148
4. 노니, 기적의 생명력을 얻다   153
5. 인류 최고의 완전식품, 클로렐라   160
6. 기어서 갔다가 걸어서 나오는 CGF   166
7. 아토피를 이기는 올바른 식습관   171
8. 예방이 치료보다 100배 낫다   175
9. 새집 줄게, 헌집 다오   180
10. 감사는 아토피도 낫게 한다   184

누구나 할 수 있는 **아토피 완정법**
120일의 기적

5장 아토피 완정스토리

1. 아토피 완정법 120일 총정리   190

2. 아토피를 이겨낸 사람들   196
    1) 마침내 되찾은 서준이의 2년
    2) 동아가 기도원으로 간 까닭은?
    3) 테디곰, 소원대로 반팔티를 입다
    4) 벼랑 끝에서 만난 희망
    5) 하늘을 울린 은우 할아버지의 편지
    6) 나현이를 일으켜 세운 긍정의 힘
    7) 나옹님, 잃어버린 지문을 되찾다

3. 나는 아토피를 이렇게 극복했다   207
    1) 이제 우리 아이의 쌍꺼풀이 보여요 - 유설맘
    2) 빨갛던 아이가 하얗게 변했어요 - 김율맘
    3) 닭살 같던 피부가 계란처럼 매끈해졌어요 - 민지맘
    4) 반신반의가 신신당부로 바뀌다! - 정우맘
    5) 드디어 한여름에 가디건을 벗었어요 - 준호맘
    6) 완정식구들과 함께 탈스에 성공하다! - 윤서맘
    7) 올해엔 꼭 바다로 피서 갈 거예요 - 유미맘
    8) 완정법을 만난 것은 복권당첨보다 더 큰 행운!!! - 세이맘
    9) 완정 2배! 기쁨 2배! - 민준, 하준맘
    10) 노니주스로 농가진을 잡다! - 찬이맘
    11) CGF 6통 먹고 16cm가 자랐어요 - 연수맘
    12) 완정이 선물해 준 평범한 일상 - 지우맘

에필로그 - 저는 행복한 맘입니다   242

참고자료   246

1장

아프고 토하고 피나는 아토피

1장

아프고 토하고 피나는 아토피

1. 주한이가 받은 두 번의 상처

나는 2007년부터 네이버에 '피부완정연구소'라는 아토피 자연치유 카페를 운영해 왔다. 여기서 '완정'이란 '완전정복'의 줄임말이다. 열심히 2년 정도 운영하다보니 어느 날 문득 회의감이 찾아왔다. 많은 고민을 하다가 다른 길을 가기로 결정했다. 카페 운영은 이전처럼 적극적으로 열심히 하지는 않아도 도움을 필요로 하는 사람이 있으면 시간 날 때 상담해 주는 정도로 유지했다. 둘째 아이 강호의 아토피도 좋아졌고, 굳이 힘들게 사람들에게 알리지 않아도 괜찮다고 생각했다. 그러다 2010년, 봉사가 사업으로 변하게 되는 중요한 사건이 터졌다.

2010년을 넘어가면서 인터넷이 발달하고 정보의 교류가 더욱 더 활발해졌다. 이전에는 아토피가 생기면 병원에서 처방해 주는 스테로이드를 바르는 것이 유일한 해결책이었으나, 스테로이드를 사용했는데 아토피가 낫지 않고 오히려 더 심해졌다는 경험담이 인터넷을 통해 공유되면서 스테로이드에 대한 진실이 밝혀지기 시작한 것이다. 점차 아토피맘들 사이에서 스테로이드는 공포의 대상이 되었고, 자연스럽게 스테로이드의 사용량이 이전보다 많이 줄었다. 하지만 스테로이드를 갑자기 끊으면 심각한 현상이 찾아온다. 아토피가 전신으로 확 퍼지고 진물이 나오면서 피부가 빨갛게 붓는 것이다. 대부분의 엄마들이 이것을 못 견디고 스테로이드를 다시 바르는 악순환을 반복하고 있었다.

여덟 살 주한(가명)이는 돌전부터 아토피 증상이 있었다. 주한맘도 스테로이드의 위험성을 알고 되도록 쓰지 않으려고 노력했다. 효소, 프로폴리스, 클로렐라, 아마씨유, 유산균, 비타민 C 등을 아기 때부터 먹이면서 자연적인 치유를 위해 노력해 왔다. 그러나 아토피는 만만치 않았다. 6살이 되어서도 아토피가 지속되자 주한맘은 '파인아토'라는 보습제를 사용하게 되었다. 당시 아토피 커뮤니티에서 폭발적인 인기를 끌고 있던 제품이었다. 피부가 즉각적으로 깨끗해지자 주한맘은 3~4개월간 꾸준히 4통 정도를 발랐다. 그러나 얼마 되지 않아 해당 제품이 스테로이드를 함유하고 있는 것이 식약청에 적발되면서 결국 판매가 정지되었다. 그동안 주한맘은 스테로이드를 사용하는 것이 싫어서 건강식품과 보습제만을 고집해 왔다. 그러나 스테로이드를 피하려다 본의 아니게 더 많은 양의 스테로이드를 쓰게 된 셈이었다.

스테로이드 사용을 중단하자마자 증상이 심해졌다. 온몸과 얼굴이 화상을 입은 것처럼 아토피로 뒤덮였고, 감당할 수 없는 가려움이 주한이를 괴롭혔다. 주한맘이 이때 찾아낸 것은 '아토하하'라는 보습제였다. 이번에도 역시 바르자마자 진물과 심한 아토피 증상이 싹 가라앉았다. 하지만 기쁨도 잠시, 이 또한 스테로이드가 들어간 화장품이라고 매스컴에 밝혀졌다. 스테로이드를 피하려다 점점 스테로이드에 빠져드는 악순환의 연속이었다. 그래서 자연요법을 찾아 오일을 바르며 관리했지만, 이미 강한 스테로이드 성분에 노출되었던 피부는 쉽사리 회복되지 않았다. 주한이가 사용한 것은 아니지만, 당시 '수나연'이라는 제품도 결국 스테로이드 성분이 들어있음이 밝혀졌다. 아토피 관련 제품 회사들의 얄궂은 상술에 아토피맘들은 점점 아토피의 수렁 속으로 빠져들었다. 결국 끝까지 몰린 주한맘은 지푸라기라도 잡고 싶은 심정으로 피부완정연구소를 찾아오게 되었다. 참으로 먼 길을 돌아온 여정이었다. 그러나 당시 피부완정연구소는 사업을 목적으로 하는 곳이 아니었기에 널리 홍보가 되지 못했다. 아토피 정보에 목마른 사람들이 입소문이나 검색을 통해 어렵사리 찾아오는 것이 고작이었다.

처음에 봉사로 시작하게 된 아토피 자연치유가 사업으로 변하게 된 결정적인 계기는 '노아한의원 케이원 사태' 때문이었다. 케이원은 노아한의원에서 판매하는 한방크림이었다. 신기하게도 케이원만 바르면 아토피가 싹 없어졌다. 이는 스테로이드를 경계하는 아토피안들 사이에서 큰 인기를 끌었고, 이 열풍으로 2년 동안 전국 각지에 한의원 체인들이 생겨났다. 하지만 당시 나는 상담을 통해 케이원을 바르다가 더 이상 듣지 않거나, 상태가 좋아져서 중단했는데 다시 심해졌다는 여러 사례들을 접하면서, 케이원에도 스테로이드 성분이 들어있음을 확신했다. 이전에 겪었던 파인아토, 아토하하 등과 똑같은 증상이었다. 하지만 내가 직접 검사를 할 수 없으니 물증은 없고 심증만 있는 상태였다. 당시 노아한의원은 불검출로 나온 스테로이드 성분 분석 검사자료를 보여주며, 절대 스테로이드가 들어있을 리가 없다고 환자들을 안심시켰다.

당시 나는 피부완정연구소 카페를 통해 케이원의 위험성과 스테로이드 성분 함유에 대한 의혹을 공지 글로 올렸다. 그러자 케이원을 사용하던 한 아토피맘이 그 글을 보고 강력하게 항의했다. 자신의 아이가 사용하는 제품이 그럴 리가 없다고 믿고 싶었을 것이다. 노아한의원 원장은 우리 커뮤니티에 와서 손수 반박 글을 쓰며 게시글을 내려줄 것을 요구했다. 나는 당시 조그마한 인터넷카페를 운영하는 일개 간호사였고, 상대는 전국적으로 체인망을 가지고 있는 거대 프랜차이즈 한의원의 원장이었다. 다윗과 골리앗만큼이나 애초에 게임이 되지 않는 승부였다. 그러나 다윗이 골리앗 앞에 물러나지 않았듯이 나 역시 명백한 진실 앞에 물러날 수 없었다. 나는 비록 여리고 약한 여자지만 약자에게 약하고 강자에게 강하다. 주위의 엄청난 압박에도 굴하지 않고 끝까지 공지 글을 내리지 않았다. 아직도 그 공지 글은 훈장처럼 게시판에 남아있다. 그리고 그로부터 1년 뒤, 케이원에서 스테로이드가 검출되었다는 뉴스가 나왔다.

왜 식약청에서는 초기에 케이원의 스테로이드 성분을 찾지 못했을까? 이는 스테로이드 성분의 종류가 어마어마하게 많기 때문이다. 수많은 성분 중에 어떤 성분을 딱 꼬집어 그것이 들어있나 없나를 검사할 수는 있지만, 그 많은 성분을 다 검사해 볼 수는 없는 일이었다. 검사 비용도 항목이 많을수록 많이 든다. 케이원의 경우는 일반적인 스테로이드 성분 검사를 했을 때 검출되지 않았던 것 뿐이다. 케이원은 짧게는 수개월, 길게는 수 년 후에 아토피가 다시 올라오는 증상이 나타났기에 일시적으로 의혹을 피할 수 있었다. 사실 아토피를 가라앉힌 사이 면역력이 회복되어 아토피를 극복하는 사람도 꽤 있기에 케이원이 무조건 나쁘다고만 할 수는 없다. 스테로이드 성분이 분명히 들어있음에도 끝까지 없다고 하며 진실을 은폐한 비도덕성이 문제일 뿐이었다. 처음부터 스테로이드가 들었다고 밝혔다면 그렇게까지 붐을 일으키지는 못했을 것이다.

이처럼 스테로이드가 들어간 제품이 아니더라도 업체들의 상술에 아토피맘들이 두 번, 세 번 피해를 입은 경우는 비일비재하다. 하지만 책임을 지고 피해를 보상하는 사람은 아무도 없다. 주한맘이 사용했던 '아토하하'라는 제품도 뉴스에 보도된 후 해당카페가 발칵 뒤집어졌다. 하지만 카페지기는 모르쇠로 일관했고, 서로 책임을 떠넘기는 글들만 올라왔다. 사건이 터지고 약 1년이 지난 뒤 그 카페를 가 보았는데, 놀랍게도 피부 관련 커뮤니티로 둔갑하여 다시 활성화되고 있었다. 사건이 잠잠해지자 새로운 회원들을 대상으로 종목을 바꾸어 운영하고 있었던 것이다. 참으로 씁쓸한 장면이 아닐 수 없었다.

스테로이드를 피하려다 오히려 더 많은 스테로이드를 사용하게 된 주한이는 2번이나 상처를 받았다. 차라리 스테로이드임을 알고 처방받았다면 제대로 관리했을 수도 있었을 것이다. 매번 반복되는 스테로이드 사태는 그 양상이 거의 똑같다. 희대의 케이원 사건 이후 다행히 아토피에 본격적으로 타격을 준 제품은 아직 없지만, 언제 어떤 제품이 '쉽고 빠르게 좋아진다'며 또다시 아토피맘들을 현혹할지 모를 일이다. 한때 순수한 마음으로 아토피안들을 도와주려다가 마음에 상처를 입고 이 길을 포기하려던 때도 있었다. 하지만 케이원 사태를 기점으로 나는 전국의 수많은 아토피맘들에게 정확한 정보를 주고 교육을 하는 것이 나의 사명임을 깨달았다. 먼 길을 돌아왔지만 나에게 주어진 길을 묵묵히 걸어갈 것이다. 이 땅에 제2, 제3의 주한이가 생기지 않도록…

2. 아토피, 남의 일이 아니다

내가 이름도 생소했던 아토피와 인연을 맺게 된 건 둘째 아이 강호가 태어난 2006년 4월이었다. 생후 두 달 된 어느 날 강호의 팔꿈치에 붉고 동그란 발진이 나타났다. 처음엔 별로 대수롭지 않게 생각하고 피부과에서 처방해주는 연고를 발라주었다. 바르고 나니 발진이 하루 만에 없어졌다가 3일이 지나자 다시 나타났다. 왠지 모를 불길한 예감이 들었지만 설마 아토피는 아닐 줄 알았다. 2006년만 해도 아토피가 지금보다 많지 않았고, 나와는 전혀 상관없는 일이라고 생각했다. 피부의 발진이 사라지지 않자 문득 한 친구의 말이 떠올랐다. 큰 아이를 출산하고 조리원에서 만난 동기들 중 한 명이었다. 그 친구의 아기가 아토피가 심해 맘고생을 많이 한다는 말을 들은 적이 있었는데, 당시에는 참 안됐다고 생각했을 뿐 그런 일이 나에게 닥치리라고는 상상도 하지 못 했다.

갑자기 피부에 이상이 생기면 가장 먼저 병원에 가서 스테로이드 처방을 받게 된다. 나 역시 그랬다. 하지만 병원에서 처방해준 스테로이드 연고를 발라도 아토피는 쉽게 가라앉지 않았다. 더구나 감기라도 걸리면 항생제를 먹어야 끝이 났고, 일주일도 안 되어 다시 감기에 걸리는 증상이 반복되었다. 돌도 안 된 아기가 모세기관지염과 폐렴으로 2번이나 입원했다. 아기는 태어나면서 엄마에게 받은 기본 면역을 어느 정도 유지하는데, 강호가 생후 3개월부터 감기에 걸렸다는 것은 면역력이 극도로 떨어졌음을 의미했다.

아토피와의 만남은 곧 잠들지 못하는 밤을 의미했다. 당시 나는 간호사로서 스테로이드 처방만이 답이 아니라는 것을 잘 알고 있었기에, 이리저리 정보를 검색하며 아이의 아토피가 좋아지는 온갖 방법을 찾아 나섰다. 부모라면 공감하겠지만 차라리 내가 아픈 게 낫지 자식이 아픈 건 견딜 수 없는 고통이었다. 당시 나는 블로그에 아토피 육아일기를 썼는데, 다음은 2006년 8월의 일기다. 아직 아토피에 대해 아무것도 모를 때였다.

2006년 8월 24일

아이에게 아토피가 있다면 인터넷을 검색하고 맘고생 몸고생하며 돈까지 쓰며, 이것저것 다 써 보는 게 부모의 심정인 것 같다. 아이의 아토피가 시작한지 벌써 3개월, 생후 2개월째부터다.

많은 정보를 얻었지만 지금까지 내린 결론은 빨리 우리 아가에게 맞는 약과 치료법을 찾아야 한다는 것, 더 이상 심해지지 않게 해주어야 한다는 것이다. 그리고 완치될 거라는 확신을 가지고 느긋하게 기다리는 것이다. 그러나 조바심이 난다. 돌이 지나도 나아지지 않으면 어떻게 하나 하는 두려움에 밤마다 아이를 잡고 눈물로 지새운다.

아직 자연요법은 시도해 보지 않았다. 어쩌면 최후의 보루로 남겨두어야 하지 않나 싶어 감히 시도하지 못하고 있다. 자연요법 정보 사이트에 들어가 게시판 글들을 읽어 보면 자연요법은 엄마의 엄청난 정성과 노력이 들어가야 하는 듯하다. 직장을 다니면서 아기를 챙기기에 자연요법은 너무나 높은 벽이다.

당시의 답답한 마음이 일기에서 그대로 드러난다. 지금 피부완정연구소 카페에 도와달라고 글을 올리는 엄마들의 절실한 심정과 다를 게 무엇인가? 이것이 지금까지도 변하지 않는 아토피의 현실이다.

말로 표현도 못하는 갓난아기가 가려움에 시달리며 한 시간에 한 번씩 잠을 깼다. 엄마 젖을 물고 겨우 잠이 드는가 하면 한 시간도 안 되어 베개에 얼굴을 비비며 깼다. 출산 후 1년간 밤마다 이불에 얼룩진 핏물, 진물 자국들을 보며 단 한 시간도 맘 편히 잠들지 못 했다. 아기가 동·식물성 단백질에 모두 반응해서 모유를 먹이는 1년 동안 소고기, 돼지고기, 닭고기, 우유, 콩, 계란 등 아무것도 먹을 수 없었다. 혹시라도 민감한 음식을 먹으면 바로 괴로워하는 아기 때문에 내가 먹을 수 있는 것은 오직 밥, 미역국, 김치뿐이었다. 빵이라도 먹으면 그 날은 아기와 함께 밤을 꼬박 새는 날이었다. 밀가루 자체의 반응일 수도 있고, 빵을 만드는데 들어간 여러 가지 첨가물과 계란, 우유의 반응일 수도 있었다. 어쨌든 엄마가 먹는 것은 모유를 통해 그대로 아기에게 전해졌다. 그 뒤로 반응하는 성분을 일일이 조사해서 음식을 가려먹어야 했다.

3개월 육아휴직이 끝날 때쯤 되어 분유를 먹여보았다. 그날 밤 아기는 자다가 이불에 분수처럼 토를 했다. 불을 켰을 때 아이의 얼굴은 퉁퉁 부어 있었고, 목까지 시뻘겋게 아토피 반응이 올라와 있었다. 우유 알레르기가 있다는 증거였다. 분유를 먹지 못하니 아이는 오직 모유만 먹을 수 있었다. 일단 나의 식생활부터 바꾸어야 했다. 모든 식재료는 생활협동조

합에서 무농약 이상으로 바꾸었다. 육아휴직 후 직장에 나가게 되었지만 외식을 할 수가 없었다. 매일 직장이 있는 압구정동에서 차를 타고 동호대교를 건너 옥수동 집에 가서 점심을 먹었다. 식사 후 모유를 유축하고 다시 사무실로 돌아오는 생활을 1년 넘게 했다.

이런 생활이 반복되면서 나는 점점 말라갔다. 키 164cm에 몸무게는 43kg에 불과했다. 뼈만 앙상하게 남아 손목은 당장 부러질 것 같이 시큰거리고 아팠다. 내가 먹는 것보다 모유로 더 많은 영양이 나가니 뼛속의 진까지 다 빠져나가는 느낌이었다. 실제로 사람이 먹지 못해 살이 빠질 때는 지방이 먼저 빠지고 그 다음에 근육, 마지막으로 뼈에서 영양분이 빠져나가게 된다. 아기에게 알레르기 반응이 없는 모유를 먹이느라 나는 그야말로 피골이 상접한 꼴이 되었다.

그때부터 아토피와의 외로운 싸움이 시작되었다. 나는 밤마다 아기를 끌어안고 하나님께 도와달라고 울부짖었다. 아픈 아기를 위해 어미가 무슨 짓인들 못하랴 하는 심정으로 아토피 치료법을 찾기 위해 많은 돈을 들여가며 모든 방법을 다 써봤다. 이렇게 많은 시행착오 끝에 찾아 낸 자연치유법을 보다 많은 사람들에게 알리기 위해 피부완정연구소 (http://cafe.naver.com / atopycompletecure)를 만든 지도 벌써 10년이 되었다. 다른 엄마들은 부디 나처럼 먼 길 돌아오지 않기를 바라는 마음으로 아토피 관련정보들을 공유하고 있다. 10년 전 내가 누군가의 조언을 얻고 싶어서 타 커뮤니티에 글을 남겼을 때의 그 심정! 어느 아토피맘인들 같은 마음이 들지 않을까? 잘못된 정보와 상술이 판을 치는 세상에서 아토피를 완전히 정복할 수 있다는 확신을 주고 싶다. 어설프게 아는 부모의 무지나 잘못된 인식들은 가뜩이나 힘든 아이를 더 힘들게 할 뿐이다.

아토피라는 감옥에서 벗어나기 위해 별의별 방법을 다 해보다가 실패하고 자살까지 시도했던 한 아이가 있었다. 지금도 나는 세상의 온갖 슬픔과 절망으로 가득했던 그 아이의 눈빛을 잊을 수가 없다. 그 아이는 어떻게 되었을까? 아토피 완정법을 시작한 지 2개월 만에 피부가 회복되기 시작했고, 반년 만에 건강한 피부, 건강한 몸을 되찾았다. 지금은 그 누구보다 꿈 많은 청소년이 되었다.

지금까지 나는 피부완정연구소에서 그 아이와 비슷하거나 더 심각한 경우의 환자들을 무수히 보아왔다. 한때 나도 아토피맘으로서 그 아픔을 이해하기에 아토피 관리에 관한 내가 아는 모든 지식과 노하우를 이 책에 담았다. 아토피라는 감옥에도 탈출구가 있음을 많은 사람들에게 알려주고 싶다.

3. 세상 어딘가 답이 있을까?

'저 좀 도와주세요! 아이가 예전에 아토피가 있기는 했는데 피부가 많이 나쁘진 않았고 음식 반응도 심하지 않았어요. 병원 치료하면서 잘 지냈는데, 요 며칠 사이 피부가 완전히 뒤집어졌어요. 3일 만에 갑자기 얼굴 빼고 온몸에 아토피가 올라왔고요. 귀 뒤는 찢어지고 진물이 나고 감당이 안 되네요. 밤마다 아이와 함께 씨름하느라 아이도 저도 잠을 못자요. 어떻게 해야 할지 모르겠어요. 무서워요. 제발 도와주세요!'

피부완정연구소 카페에 올라온 한 엄마의 절박한 글이다. 이런 글이 하루에도 수없이 올라온다. 도움이 절실하지만 어디서도 뚜렷한 답을 얻을 수 없다. 아토피맘들은 불치병 환자처럼 처음에는 현실을 부정하다가 곧 수용하게 된다. 나도 처음에는 왜 나에게 이런 일이 일어났는지 궁금했지만 해답을 찾을 수는 없었다. 다만 이 지옥에서 벗어나기 위해 기도를 하는 것이 내가 할 수 있는 모든 일이었다. 하나님께서 나에게 이런 아픔을 주신 이유를 알게 된 것은 그로부터 한참 후였다.

아토피맘이 되면 인터넷 검색능력이 비약적으로 발달한다. 아토피에 관해 얻을 수 있는 정보란 정보는 다 찾아보기 때문이다. 하지만 인터넷에 넘쳐나는 그 모든 정보들이 모두가 진실은 아니다. 특히 지나치게 상업적인 냄새를 풍기는 사이트는 조심해야 한다. 대개 아토피 관련 제품이나 사이트는 2년을 넘기지 못하고 판매중지되거나 문을 닫는다. 그것은 제품이 효과가 없거나 거짓이라는 것을 의미한다. 내가 지금까지 강호의 아토피를 치료하기 위해 써본 방법들은 다음과 같다. 쓸 수 있는 모든 방법을 다 써본 셈이다.

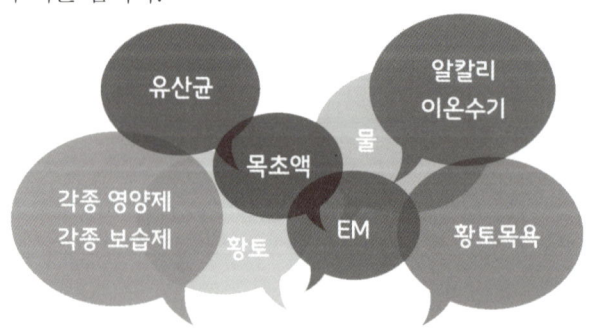

처음에 기본적으로 접하게 되는 것은 보습제다. 나도 내 아이에게 맞는 보습제를 찾기 위해 밤낮으로 인터넷을 검색했다. 어느새 집안에는 한 번만 사용하고 맞지 않아 쌓아둔 보습제가 산더미를 이루었다. 강호에겐 그나마 아토팜이 가장 맞았다. 하도 많이 바르다보니 보습제 비용도 만만치 않아서 샘플을 싸게 사서 바르기도 했다. 경제적으로도 육체적으로도 참 어려운 시절이었다.

보습제 다음으로 시도하는 것이 입욕제이다. 가장 기본적인 것이 녹차목욕인데 녹차목욕으로 아토피가 좋아지면 그건 아토피가 아니다. 약한 아토피에는 도움이 될지 모르지만, 강호처럼 알레르기 수치가 높은 아이들에게는 어림도 없다. 또 입욕제는 반드시 유기농이나 무농약으로 만든 것을 써야 한다. 그렇지 않으면 농약 탄 물에 목욕하는 것과 같다. 루이보스티는 우려낸 물을 먹이고 그걸로 목욕까지 시킨다. 유노하나는 일본온천에서 유래한 주황색 형광가루로 된 입욕제인데, 그나마 가장 보습 유지가 잘 되었었다. 당시 유행했었던 황토목욕은 황토가 모공을 막는다는 매스컴을 타면서 수그러들었다. '풍욕'도 시도해 보았지만, 어른이 하기에도 육체적으로 너무 힘들어서 최후의 방법으로 보류했다.

피부완정연구소에서는 자연치유 아토피 관리법을 '아토피 완정법' 또는 '완정법'이라고 부른다. '아토피를 완전히 정복하는 방법'의 줄임말이다. '완정'은 피부완정연구소만이 사용할 수 있는 브랜드다. 사람들은 아토피 완정법을 수많은 자연요법 중 하나 정도로만 생각하고 병원을 더 신뢰했다. 그러나 스테로이드의 문제점들이 점점 알려지면서 병원에서 치료를 할지 자연요법을 할지 고민하는 사람들이 늘어나고 있다. 아토피 관리는 본인의 주관이 뚜렷하고 일관성이 있어야 한다. 주위의 말만 듣지 말고 직접 발품 팔며 꼼꼼하게 알아보는 것이 좋다.

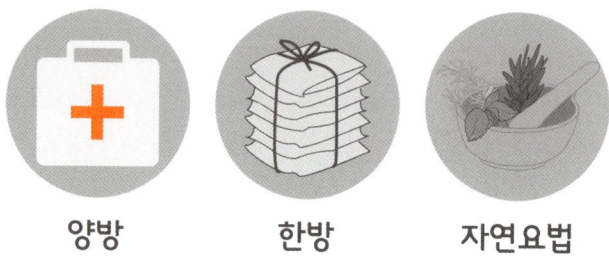

현재 우리나라에서는 아토피 치료방법을 크게 3가지로 나눈다. 첫째 병원 치료, 둘째 한방 치료, 셋째 자연요법이다. 대개 병원 치료를 하다가 안 되면 한방 치료를 거쳐 마지막으로 자연요법을 찾게 된다.

아토피가 생기면 처음에는 대부분 유명하다는 대학 병원을 찾는다. 큰 병원을 가면 뭔가 특별한 치료법이 있을 것으로 기대하지만, 어디를 가도 치료법은 비슷하다. 암이나 다른 질환이라면 CT나 MRI, 조직검사 등을 해보고, 그에 맞는 정확한 치료를 하면 된다. 하지만 아토피는 아직 치료제가 개발되지 않았다. 검사를 해보고 균이나 바이러스에 감염이 되면 항생제나 치료제를 쓰고, 딱히 원인이 없으면 검사 결과에 따라 스테로이드제나 항히스타민제, 항알레르기 약을 처방한다.

한방 치료는 환자의 체질적인 문제를 근본적으로 해결하면 효과를 볼 수 있다. 예를 들어 장이 좋지 않아 아토피가 생기는 사람은 한약으로 장을 튼튼하게 해주면 아토피가 거짓말처럼 낫는다. 정확하게 문제점을 찾아 치료하면 효과가 좋다. 자연치유법과 개념이 어느 정도 통하지만 스스로 몸이 회복될 때까지는 어느 정도 시간이 필요하다. 정통한방을 하는 한 한의사는 양방치료로 오랜시간 아토피 치료를 한 경우 짧게는 6개월, 길게는 1~2년까지도 탈스(탈스테로이드)하고 치료해야 한다고 한다.

자연요법은 위의 3가지 방법 중 장기적으로 보았을 때 가장 효과적인 방법이라고 생각한다. 유아 아토피는 자연요법으로 잘 관리하면 성인 아토피로 넘어가지 않고 자연스레 없어질 확률이 높다. 자연요법에는 여러 가지 방법들이 있다. 하지만 개인차가 심해서 누구에게는 이 방법이 잘 듣지만 누구에게는 저 방법이 잘 듣는 경우가 많다. 강호도 그랬다. 다른 사람이 쓰면 좋다는 방법이 유독 강호에게만 듣지 않았다. 알레르기 반응이 너무 심해서였다. 한 방법을 시도해보고, 또 다른 방법을 시도해보며 번번이 실망했던 기억이 생생하다. 하지만 자신에게 맞는 방법만 찾는다면 효과를 볼 수 있다. 나는 한 가지 방법을 시도하면 적어도 3개월 이상은 믿고 꾸준히 해봐야 한다고 설명한다. 몸의 변화가 나타나는데 어느 정도 시간이 걸리기 때문이다. 양방이나 한방과 마찬가지로 자연요법도 뚜렷한 주관을 가지는 것이 중요하다. 사공이 많으면 배가 산으로 가는 것처럼, 좋다는 것을 양방이든 한방이든 다 해보려 하면 효과를 보기 어렵다. 면역력이 약해져서 감기나 모세기관지염 같은 병에 걸린 경우라면 양방 치료를 적절히 병행할 수도 있지만, 기본적으로 자연요법을 하기로 했다면 일관성을 가지고 관리해야 한다.

아토피로 고통 받는 사람들은 간절한 마음으로 정보를 찾아 헤매고 희망을 품었다가 이내 좌절한다. 유일한 희망의 끈인 줄 알았던 방법이 효과가 없으면 극도로 우울해진다. 그러나 여자는 약하지만 엄마는 강하다. 엄마가 아이를 위해 방법을 찾고자 한다면 반드시 찾을 수 있다. 지금 이 순간, 이 책을 읽고 있는 당신은 이미 절반은 성공한 것이나 다름없다. 현실에 굴복하지 말고 끊임없이 찾아보고 시도해야 한다. 늘 그렇듯이 아토피는 기다림의 연속이다.

4. 우리 아이 보는 눈길 사양할게요

'아토피맘(atopy mom)'은 아토피를 겪고 있는 자녀를 둔 엄마를 일컫는 말이다. 아토피맘들은 아이의 아토피를 치료하기 위해 뼈를 깎는 희생을 한다. 그러나 좋은 결과를 얻지 못하면 자칫 게으른 엄마, 아이를 방치하는 엄마로 인식되어 주위의 질타를 받기도 한다. 잘 했든 못 했든 모든 것이 엄마의 책임이다. 가뜩이나 아토피 때문에 아이 다음으로 힘든 아토피맘은 주위의 비난으로 자존감을 잃고 더욱 힘들어진다.

2005년 10월 10일 문화일보 기사에 의하면 서울 여의도 환경부 국정감사장에서 한 엄마가 눈물로 호소한 사건이 있었다. 아토피에 걸린 5세 아이를 둔 엄마였다. 아토피를 앓는 아들과 부모의 고통이 그대로 드러난 기사였다.

"아이와 함께 세상에서 사라지고 싶었던 순간이 많았습니다. 어딜 가나 사람들의 시선이 부담스러워 외출기피증이 생겼고, 스트레스와 우울증에 시달리고 있습니다. 결국 많은 것을 포기하고 이민을 가기로 결정했습니다. 가려움으로 괴로워하는 아기 때문에 5년간 단 하루도 잠을 제대로 잔 적이 없었습니다. 수없이 울며 까맣게 타들어가는 가슴을 부여잡고 밤을 지새웠고, 결국 내년 3월 캐나다로 이민을 갑니다. 아들이 입학한 후에 겪을 고통과 스트레스를 줄여주고, 생활환경이라도 좋은 곳으로 바꿔주고 싶어서 내린 결정입니다. 저야 결국 한국 사회를 떠나지만, 여전히 이곳에 남아 고통 받는 다른 사람들을 위해 어렵게 이 자리에 참석하게 되었습니다.

부모는 아토피를 겪는 자식에 대한 죄책감을 느끼고, 값비싼 치료비를 낼 수 없어 괴로워하고, 환자 본인은 학교에서 왕따를 당합니다. 사람들의 시선 때문에 대인기피증이 생기고, 사회생활을 정상적으로 해나갈 수 없어 자살의 유혹까지 느낍니다. 환자는 물론 보호자까지도 심한 우울증을 호소하며, 결국 가정이 파괴되는 경우도 있을 정도입니다. 저도 그 같은 고통을 겪었고, 아들 역시 3개월간 심리치료를 받아야했습니다. 아토피에 대한 전문적인 의료진과 연구는 부족하며, 민간요법은 넘쳐나고 있으나 부작용이 있어도 보호받을 수 없습니다. 환자에게 필요한 치료가 거의 의료보험 혜택을 받지 못하는 것도 문제입니다. 아토피에 관련된 의료비나 건강보조식품, 민간요법에 필요한 상품들이 대부분 고가여서 빚을 질 수밖에 없는 현실입니다…"

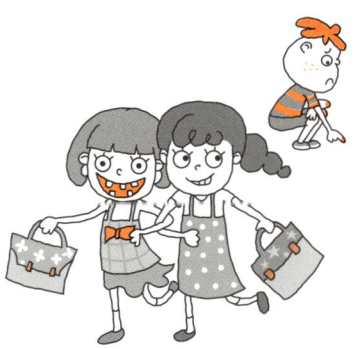

한 아토피 가족이 주위의 시선이 부담스러워 캐나다로 이민을 간 지 10년이 지난 지금, 변한 것은 아무것도 없다. 그때보다 더 많은 아토피 환자가 생겨나고 있지만 치료제에 대한 연구는 진전이 없다. 여전히 검증되지 않은 수상한 제품들이 아토피 시장에 판을 치고 있다.

아토피도 힘들지만 그것을 쳐다보는 사람들의 따가운 시선은 더 버겁다. 아토피맘들은 아이와 함께 외출하면 항상 사람들과 눈이 마주친다. 그냥 지나쳐주면 좋을 텐데 굳이 한마디씩 한다.
"저 친구랑 가까이 지내지마! 너도 옮을 수 있어!"
"아휴 아토피가 있네. 쯧쯧쯧 어쩌다가 아토피가 생겼나… 친구네 아기가 ○○○밥이 좋다고 해서 했는데 좋아졌대요. 한번 알아보세요."
"아토피가 심하네. 조카 친구 아이가 뱀○○ 풀 목욕을 했는데 좋아졌대요. 소개해드릴까요?"
아토피가 있는 사람은 이런 불필요한 시선과 관심이 부담스럽다. 관심이 아니라 동정으로 느껴지기 때문이다. 나도 아토피가 있는 사람을 보면 더 눈길을 주지 않으려고 노력한다. 그 사람이 민망해 하는 것을 잘 알기 때문이다. 내 아이도 그랬으니까…

강호가 6세 때의 일이다. 강호가 바르는 아토피 로션은 여러 가지 원료로 만든 친환경 로션으로 한약제 타는 냄새 같은 쿰쿰한 냄새가 났다. 그날따라 얼굴이 건조해 보이고 뾰루지가 보이길래 아침에 로션을 바르고 유치원에 데려다 주었다.
가자마자 선생님이 어디서 이상한 냄새가 난다며 요란을 떨었다.
"어디서 이런 냄새가 나지? 구리구리한 냄새가 나요. 뭐지? 어머님들 냄새나지 않아요? 퀴퀴한 냄새요."
적당히 하면 될 것을 계속 호들갑을 떨며 사람을 민망하게 했다. 그 말을 듣고 강호가 주눅이 들까봐 걱정되었다. 나는 급히 선생님을 따로 불러 강호가 아토피 때문에 바르는 로션에서 나는 냄새라고 설명을 했다. 이야기를 듣고 난 후 선생님은 강호를 이해하게 되었지만, 그날 나와 강호가 받은 상처는 쉽게 지워지지 않았다.

아토피맘들은 아토피도 문제지만, 아이가 자라면서 다른 사람들로부터 상처받지 않을까 걱정한다. 나는 강호의 아토피를 치료하며 그저 강호가 남들처럼 평범하게 살기만을 바랬다. 초등학교에 들어갔을 때, 다른 아이들처럼 빵과 과자를 마음 놓고 먹는 것이 최종 목표였다면 너무 소박한 꿈이었을까? 다행히 지금은 그렇게 되었지만, 당시에는 그 평범함이 너무도 부러웠다.

아토피로 인한 차별과 시선에 고통 받는 것은 나만의 일이 아니었다. 다음은 유빈맘이 카페에 올린 사연이다.

오늘 주말이잖아요. 날씨도 좋더라구요. 유빈이가 너무 밖에 나가고 싶다고 칭얼거렸어요. 애들이 모여서 떠드는 소리가 밖에서 났거든요. 그래서 기분 좀 풀어주려고 보습제를 발라주고 밖에 잠깐 나갔어요. 유빈이는 엄청 좋아하더라구요. 저도 밖에 나오니 덩달아 좋아서 신났었어요. 그런데 제 귀에 확성기를 대준 것 마냥 말소리가 들리는 거예요. "이게 뭔 냄새야? 담배 피우나봐 저 여편네 얼마나 피길래 여기까지 난다. 어머 쟤 좀 봐봐 아토피인가 봐. 집구석에 처박혀 있지 왜 기어 나왔대? 어머 쯧쯧쯧 불쌍하다. 아이고 징그러워라. 저 아줌마는 뭐가 그리 신난다고 웃고 있나 참나…"
그 말을 듣고 저는 완전히 상처받았어요. 유빈이도 그 시선을 느꼈는지 갑자기 울음을 터뜨렸어요. 저는 욱해서 진짜 머리끄덩이라도 잡고 싸우고 싶었는데, 유빈이가 너무 울어서 그렇게 하지도 못했어요. 일단 집에 데리고 들어와서 분을 가라앉히고 다시 나가서 한바탕 했습니다. 그러고 나서도 뒤에서 또 함부로 말을 하더라구요… 아 정말 지겹습니다. 빨리 깨끗해져서 저 아줌마들에게 복수하고 싶어지네요.

유빈이는 2012년 4월 말부터 아토피 완정법을 시작해서 10월 초에 보란 듯이 성공후기를 커뮤니티에 올렸다. 그 뒤로 2014년 초 유빈맘은 여전히 잘 지내고 있고, 둘째를 임신했다는 소식을 전해 주었다.

나는 외모가 조금 이상한 사람이 지나가면 의식적으로 쳐다보지 않으려고 노력한다. 그 사람이 불편해 할까봐서이다. 뒤통수에 눈이 달린 것은 아니지만, 지나간 뒤 다시 한 번 돌아보는 시선의 불편함을 아토피맘은 잘 알고 있다. 특히 아이들은 그런 시선으로 깊은 상처를 받고 자존감이 낮아진다. 어쭙잖은 조언이나 '카더라'식의 정보도 사양하고 싶다. 알아도 내가 더 잘 안다. 이미 할 수 있는 건 다 해본 후라 더 그렇다. 아토피 맘들은 입을 모아 말한다. 우리 아이를 보는 눈길, 이제는 정말이지 사양하고 싶다고…

5. 천의 얼굴을 가진 아토피

'아토피는 땅 밟으면 낫는다'는 말이 있다. 돌이 되어 걸어 다닐 때쯤 되면 아토피가 대부분 없어진다는 뜻이다. 아기 때부터 있던 아토피가 첫 돌쯤 되면 흉선이 발달하면서 호전되는 경우가 많다. 흉선은 가슴뼈 바로 뒤에 위치하여 태어나서 1년 동안 아기의 면역계를 강화하는데 큰 도움을 준다. 나도 강호가 돌쯤 되면 좋아지길 기대했지만, 그런 기대는 무참히 박살났다. 예전과 달리 환경이 오염되고 식습관이 변화하면서 아토피는 땅을 밟으면 낫는다는 말도 옛말이 되어버렸다.

아토피는 온 가족의 행복을 송두리째 앗아가는 무서운 피부 질환이다. 캐나다로 이민 간 가족의 사례처럼 가정이 뿌리부터 흔들린다. 아토피가 생겼다 하면 할아버지, 할머니, 형제, 자매까지 온 가족이 나서서 아토피 치료법을 찾는다. 어떤 먹거리가 좋고 어느 병원이 좋은지 귀를 쫑긋 세우고 정보를 모은다. 아토피는 당사자와 부모에게만 괴로운 것이 아니다. 아프지 않은 형제는 아토피에 밀려 부모의 관심을 받지 못한 채 외롭게 성장한다.

아토피는 천의 얼굴을 가지고 있다. 사람들은 피부에 증상이 나타날 때 애써 아토피가 아니길 기대한다. 명확한 진단을 받기 위해 여러 병원을 전전한다. 태열, 신생아 여드름, 땀띠, 지루성 피부염, 접촉성 피부염, 습진, 화폐상습진, 건선, 곰팡이균, 무좀균, 한포진 등등 온갖 병명을 듣다가 결국 없어지지 않으면 아토피로 진단을 받는다.

막 태어난 아기들에게 생기는 태열의 증상은 백일 가까이 되면서 대부분 없어진다. 그러다가 4~6개월이 되면 본격적으로 아토피 증상이 나타나거나 심해진다. 심한 경우 태열이 사라지지 않고 그대로 아토피로 이어지는 경우도 있고, 태어나서는 증상이 없다가 4~6개월 때 갑자기 증상이 시작되는 경우도 있다. 6개월 전후가 되면 아토피가 심해지는 시기이다. 엄마로부터 받은 기본 면역이 떨어지거나 이유식을 시작하기 때문이다. 또한 돌이나 24개월 전후가 되면 유아식에서 어른들 식습관으로 바뀌면서 아토피가 심해질 수 있다.

아토피의 증상과 원인은 비슷하더라도 나타나는 시기는 제각각이다. 아기 때 아토피가 있다가 성인까지 가게 되는 경우도 있고, 돌을 지나 36개월 전후로 크면서 없어지는 경우도 있다. 아기 때는 괜찮다가 크면서 4~5세 때 본격적으로 나타나는 경우도 있고, 초등학교 때 아토피가 생기는 경우도 있다. 심지어 성인이 되어 사회생활하면서 아토피가 생기는 경우도 있다.

어릴 때부터 있던 아토피를 제외하고 4~5세 경 생기는 아토피는 분명한 원인이 있다. 음식문제가 아니라면 이사 등의 환경변화로 인해 아토피가 나타나기도 한다. 몸의 면역체계가 무너지고 아토피 증상이 나타나면 사람들은 병원부터 찾는다. 원인을 알아볼 생각은 하지 않고 좋다는 약만 이것저것 쓰다가 점점 더 깊은 늪으로 빠져든다. 아토피가 심해지는 건 순간이지만 가라앉히기는 너무나 힘들다.

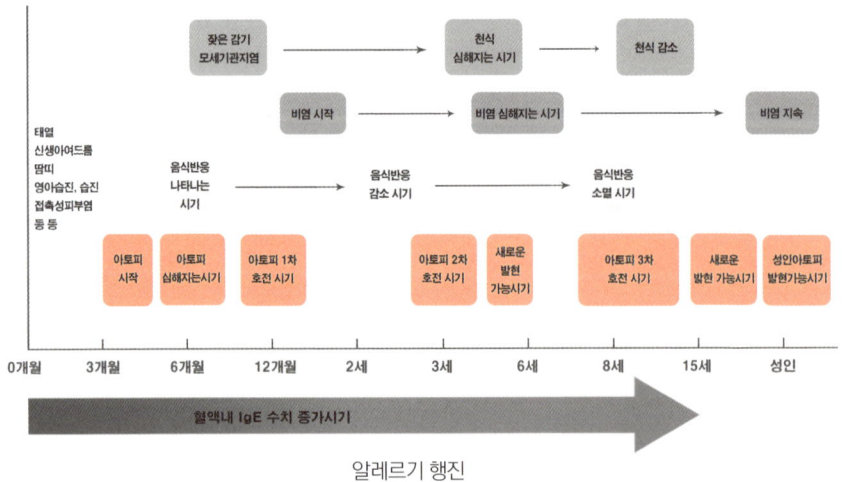

알레르기 행진

두피에 진물이나 노란 농, 두꺼운 각질이 나타나는 지루성 두피염은 태어난 직후에 잘 나타난다. 지루성 두피염은 억지로 벗겨내지 말고 자연스럽게 떨어질 때까지 기다리면 된다. 자극이 되지 않는 비누로 살살 씻기고 보습해주면 서서히 벗겨진다.

태어나자마자 6개월 내에 나타나는 아토피 증상은 주로 얼굴부터 시작된다. 돌 가까이 되면서 목과 몸으로 내려가고 팔, 다리의 접히는 부분으로 진행되면서 심해진다. 돌 이후 3~4세가 되면 팔다리 접히는 부위나 목, 사타구니, 기저귀 발진 부위로 증상이 잘 나타난다. 엉덩이 팬티라인 쪽으로 피부가 두꺼워지기도 한다. 그 이후에는 정해진 패턴이 없이 여기저기 돌아다니면서 나타나기도 한다.

성인은 눈, 얼굴, 접히는 부위, 손, 발에 심해지는 경향이 있다. 얼굴은 특히 밖으로 노출되는 부위라 스테로이드를 쓰면서 올라오고 가라앉고를 반복한다. 증상이 나타나는 부위는 평균적으로 비슷하지만 개개인의 특성에 따라 조금씩 다를 수 있다.

2세 태윤이는 상반신 전체에 정상 피부가 없을 정도로 발진이 빽빽하게 나타났다. 처음에는 화폐상습진이라고 했다. 갖은 치료와 자연요법을 다 해봤지만, 나아지기는커녕 나중에는 얼굴의 형태도 알아볼 수 없을 정도로 악화되었다. 결국 아토피 진단을 받고 별의 별 방법을 다 써보다가 아토피 완정법을 시도하게 되었다. 게시판에는 당시 반신반의하면서도 완정법을 진행하던 태윤맘의 일기가 그대로 올라와 있다. 태윤이는 다른 아이들과 달리 심해졌다 가라앉았다를 반복하지 않고 서서히 붉은 발진이 옅어지면서 좋아졌다. 한 달 만에 눈에 띄게 호전되더니 70일째에는 다리에 5cm 정도 발진 몇 개를 남기고 거의 다 사라졌다.

초기에 약한 피부의 증상이 나타난다면 무조건 병원부터 찾을 것이 아니

한포진: 수포처럼 생기고 진물이 나기도 하고 가려운 피부질환의 하나

라, 회복될 시간을 주고 조금 기다려봐야 한다. 왜 이런 증상이 나타났는지 원인을 생각해보는 것도 필요하다. 몸이 약해진 시기에 나타난 증상들은 몸이 회복되면 사라질 수도 있다. 스테로이드 치료로 증상이 가라앉는 경우가 있는데, 그것은 몸의 기능이 회복될 동안 잠시 약물의 힘으로 더 악화되는 것을 막는 것에 불과하다. 치료를 했는데도 증상이 반복적으로 올라오거나 점점 심해진다면 아토피를 의심해 보아야 한다. 아이들은 성장하면서 아토피가 좋아질 수 있는 기회가 있지만 성인들은 그렇지 않다. 성인은 자연적으로 이겨내기를 기다리기보다 적극적으로 대처해서 면역체계가 튼튼해질 수 있도록 도와주어야 한다. 생활환경과 식습관을 근본적으로 바꾸지 않는 한 아토피는 사라지지 않는다.

6. 검사 결과 따로, 음식 반응 따로

간혹 아토피맘은 돌 전의 아기인데도 알레르기 검사를 해야 하느냐는 질문을 한다. 대답은 'NO'다. 아기들의 채혈은 쉬운 일이 아니다. 병실이 떠나가라 우는 아이의 사지를 잡고 진땀을 빼는 일은 엄마로서 정말 못할 짓이다. 게다가 검사 결과가 100% 정확한 것도 아니고 참고사항일 뿐이다. 검사 결과가 없다 하더라도 음식 반응이나 나타나는 피부의 증상으로 알레르기가 심한 정도를 충분히 예측할 수 있다. 하지만 병원에 입원할 일이 있다면 주사를 맞기 전 채혈을 해야 하기 때문에 반드시 알레르기 검사를 해달라고 의사에게 요청하면 된다.

성인인 경우는 알레르기 검사를 해보지 않았다고 하는 경우가 더 많다. 검사를 어떻게 해야 하는지 몰라서 하지 않는 경우도 있고, 어차피 아토피인데 검사가 무의미하다고 생각하는 경우도 있다. 심지어 알레르기 검사에 대한 인식이 부족해서 하지 않는 경우도 있다.

알레르기 검사를 권하는 시기는 병원마다 다르다. 돌 지나서 하라고도 하고, 36개월 지나서 하라고도 한다. 심지어 어떤 의사는 할 필요가 없다고도 말한다. 대학병원급의 3차 종합병원이나 아토피가 너무 심할 때는 돌 전에 검사를 하기도 한다.
나는 아기가 스트레스 받지 않고 검사를 잘 할 수 있는 연령이 되었을 때 알레르기 검사를 하기를 권한다. 36개월 이상의 아이나 성인은 알레르기 반응이 심하다고 판단되는 경우 검사를 해보는 것도 나쁘지 않다. 음식에 대한 알레르기 반응이 너무 심할 때는 검사가 꼭 필요하다. 그러나 검사 결과와 실제 음식이 반드시 일치하는 것은 아니다. 우유를 먹으면 아토피가 심해지는데 검사에서는 나오지 않는 경우도 많다. 따라서 음식은 직접 조금씩 먹어보면서 테스트 하는 것이 가장 정확하다.

나는 아토피 증상이 나타나는 사람들을 4가지 종류로 분류한다. IgE(Immunoglobulin E) 면역글로블린 E라는 알레르기 수치가 높으면서 아토피가 심한 경우, IgE 수치가 높으면서 아토피가 심하지 않는 경우, IgE 수치가 정상이거나 심하지 않으면서 아토피가 심한 경우, IgE 수치가 정상이거나 심하지 않으면서 아토피가 심하지 않는 경우다.

	아토피 ↑	아토피 ↓
IgE 수치 ↑	A	B
IgE 수치 ↓	C	D

이 중 IgE 수치가 높으면서 아토피가 심한 A 유형은 가장 치료하기 어렵다. 병원 치료, 한방 치료, 자연요법 등 어떤 방법을 동원해도 쉽게 회복되지 않는다. 반면 IgE 수치는 정상이면서 피부에만 아토피 증상이 나타나는 C, D 유형은 적절한 관리를 받으면 빨리 회복될 수 있다.

알레르기를 일으키는 원인이 되는 음식이 몸에 들어오면 몸은 스스로를 방어하기 위해 특수단백질인 IgE를 내보낸다. 알레르기 반응이 심한 사람의 혈액을 검사해 보면 IgE의 양이 많은데, 이는 IgE 수치가 높다는 뜻으로 알레르기를 일으키는 원인에 많이 노출되어 IgE가 많이 만들어졌다는 뜻이기도 하다.

알레르기 검사는 크게 피부검사(skin test)와 혈액검사(blood test)로 나눌 수 있다. 피부검사는 등이나 팔꿈치부터 손목까지 특정 부분에 의심되는 알레르기 성분의 검사 시약을 떨어뜨리고 바늘로 상처를 낸 다음 15~20분 지난 후 부풀어 올랐는지 반응을 보는 방법이다. 이때 모든 종류를 다 테스트 할 수는 없고, 의심 가는 성분이나 주로 알레르기가 심한 성분 위주로 검사를 하게 된다. 어떤 경우는 혈액검사에서는 높게 나왔는데 피부검사에서는 아무렇지 않게 나오는 경우도 있어서 참고로만 봐야한다.

혈액검사는 소량의 혈액으로 많은 항목들을 검사할 수 있다. 우리 몸의 항체의 종류는 IgG, IgE, IgA, IgM, IgD 등 5가지가 있는데, 이 중 알레르기와 아토피에 관여하는 IgE의 수치에 의미를 둔다. 혈액검사는 크게 라스트(Radio Allergen Sorbent Assay-RAST), 마스트(Multiple Antigen Simulataneous Test-MAST) 검사와 이뮤노캡(ImmunoCAP)이라고 하는 검사가 있다. 음식에 대한 알레르기 반응을 보는 검사로 최근 병원에서는 마스트

검사와 이뮤노캡 검사를 많이 한다.

마스트 검사는 개인병원에서 흔히 할 수 있는 혈액검사로 2015년 1월부터 반응하는 음식 종류 42종에서 62종으로 항목이 늘어났다. 항히스타민제나 항알레르기 약 복용여부와 상관없이 검사할 수 있으며 정상 범위는 0~100IU/mL이다. 보험적용이 가능하기 때문에 주위 병원에서 저렴하게 할 수 있는 검사다.

이뮤노캡 검사는 유니캡(UniCAP) 검사라고도 불리는데, 일반적으로 마스트 검사보다 정확하다고 알려져 있다. 이뮤노캡 검사는 연령대별로 정상 범위가 달라진다. 이뮤노캡 검사에서 총 IgE 단위는 KU/L로 표시하며 정상수치는 다음과 같다.

연 령	KU/L 수치
0-1세	13.0 이하
1-2세	17.0 이하
2-3세	26.0 이하
3-9세	70.0 이하
9-15세	155.0 이하
15세-성인	91.0 이하

이뮤노캡 검사와 마스트 검사는 정상범위 기준이 다르다. 예를 들어 12개월 된 준수는 총 IgE 수치가 300IU/mL이 넘게 나타났다. 마스트 검사에 따르면 0~100까지가 정상이므로 3배 정도 높게 나온 셈이다. 하지만 이뮤노캡 검사에 따르면 돌 전의 아기는 16KU/L 정도가 정상범위이기 때문에 18.75배라는 엄청난 수치가 된다. 어떤 검사냐에 따라 정상범위를 판단해야 한다. 검사비용은 마스트 검사보다 이뮤노캡 검사가 다소 비싸

다. 주요 6개 항목만 보험이 되고 한 가지 음식 항목을 더할수록 2만 원씩 추가되므로 몇 십만 원의 금액을 부담하기도 한다.

그 외 음식의 반응을 알아보는 'IgG4'라는 혈액검사도 있지만 검사비용이 비싸기 때문에 일반적으로는 잘 하지 않는다.

알레르기 검사를 하면 total IgE(총 알레르기 수치)가 나오고 각 음식 종류별이나 집 먼지 진드기, 개털 등 각각 알레르기 반응결과가 나온다. 검사 결과 total IgE와 반응하는 음식이나 환경의 원인이 정상으로 나오면 비아토피성 아토피 피부염이라고 분류하고, total IgE 수치가 높고 반응하는 음식 항목이 있는 것으로 나오면 아토피성 아토피 피부염이라고 분류한다. IgE 수치와 연관성이 있는 경우 외인성(extrinsic) 아토피 피부염으로, 검사 결과는 정상이면서 아토피 증상이 있는 경우는 내인성(intrinsic) 아토피 피부염으로 분류하기도 한다.

강호는 생후 8개월과 돌 때 모세기관지염과 천식증상으로 입원했다. 그때 알레르기 검사를 했는데 강호의 총 IgE 수치는 8개월 때 211KU/L이며, 두 번째 입원했던 돌때는 총 IgE 수치가 387 KU/L로 확 높아졌다. 정상범위 기준이 0~13 KU/L 이하인 것에 비해 강호의 알레르기 수치는 어마어마한 수치였다. 알레르기가 있는 아이들은 크면서 총 IgE 수치가 점점 높아진다. 음식 반응 결과는 소고기, 돼지고기, 닭고기, 우유, 콩 등등 의심되는 음식 검사를 다 해보았지만 우유와 계란에서만 높은 수치가 나왔다. 검사 결과가 0.00인 것은 별로 없고, 0.01이든 0.07이든 조금씩 수치가 나왔었다. 강호는 조금이라도 수치가 나온 음식들은 거의 다 음식반응으로 나타났다. 특히 소고기, 돼지고기, 닭고기, 우유, 콩, 계란은 엄마인 내가 먹고 모유로 전달하는데도 반응이 왔다. 귤, 토마토를 먹었을 때도 아토피가 심해지는 반응이 있었는데 검사에는 정상으로 나왔다. 검사 결과와 음식반응이 항상 일치하는 것은 아니다. 검사에서 높게 나온 것은 기본으로 조심해야 하고, 정상으로 나온 것이라고 하더라도 아이에게 직접 테스트하면서 반응을 보고 먹여야 한다.

아토피맘들은 혈액검사 결과가 정상인데 왜 아토피가 있는지 이해하지 못한다. 알레르기 반응이 없다며 인스턴트 음식을 마구 먹이는 경우도 있다. 정우는 온 몸이 코끼리 등껍질처럼 변했을 정도로 심한 아토피에 걸렸지만, 알레르기 검사 결과는 정상으로 나왔다. 알레르기 검사가 절대적인 것은 아니다. 아토피가 있다면 검사 결과는 참고로만 하고, 하나씩 테스트 하면서 음식반응을 통과하는 음식 위주로 서서히 늘려가야 한다.

7. 매스컴은 왜 거짓말을 할까?

아토피와 관련된 제품이나 정보를 홍보하기에 매스컴만큼 좋은 매체는 없다. 나도 초기에 방송을 통해 여러 가지 정보들을 얻었고, 방송에 나왔다고 하면 신뢰했다. 피부완정연구소가 성장하자 각종 방송사로부터 섭외요청이 들어오기 시작했다. 돈을 벌려고 시작한 일이 아니다보니 홍보수단이 막막하던 차에 방송요청은 반가울 수밖에 없었다. 요청의 대부분은 아토피 성공 사례를 찾는 것이었다. 회원들은 자신들의 어려웠던 경험을 공유하고 아토피 완정법을 널리 알리고자 기꺼이 동참해주었다. 하지만 방송은 완정법에는 관심이 없었다. 사례만 쏙 빼서 써먹고 정작 중요한 치유방법은 모두 왜곡되었다. 이런 일은 한두 번이 아니었다.

나는 모 방송사의 친환경 먹거리 정보 프로그램의 왕팬이었다. 방송을 놓치면 다시보기까지 하며 하루 수천 명씩 방문하는 블로그에 포스팅 할 정도였다. 마침 2012년 11월 그 방송 프로그램에서 연락이 왔다. MSG, 첨가물, 조미료가 아토피에 미치는 영향에 대해 방송을 준비하고 있다고 했다. 아토피를 가진 사람들은 외모에 콤플렉스가 있기 때문에 일반적으로 TV나 방송에 노출되는 것을 꺼려한다. 그러나 많은 분들이 좋은 취지를 위해 기꺼이 촬영에 협조했다. 오랜 고생 끝에 찾은 완정법이 세상에 널리 알려지기를 바랐던 것이다. 그러나 실제 방송에서는 조미료를 먹어도 괜찮고, 우리도 그런 내용에 동조하는 것처럼 나왔다. 말도 안 되는 소리였다. 조미료에 들어있는 화학성분은 아토피에 있어 독이나 다름없다. 방송을 보고 화가 나서 작가와 통화했더니, 처음에는 원래 취지대로 가다가 윗선에서 수정되면서 내용이 잘렸다고 했다. 또다시 방송에 이용만 당했다는 배신감에 눈물이 났다. 발 벗고 나서준 회원들에게 카페지기로서 얼굴을 들 수 없을 정도로 미안했다. 그 후로 그 프로그램에 대한 블로그 포스팅을 중단한 것은 물론이고 더더욱 방송을 신뢰할 수 없게 되었다.

모 방송에는 스테로이드를 쓰고 아토피가 좋아진 사례들이 많이 나왔다. 그 방송을 보고 있으면 '당장 병원 가서 스테로이드를 발라야겠구나' 하는 생각이 절로 든다. 멀끔하게 흰 가운을 차려입은 의사가 방송에 나와서 아토피에 스테로이드가 효과가 있다고 말하면 누구나 혹하게 마련이다. 굳이 스테로이드를 쓰지 않아도 되는 사람들까지 그 방송을 보고 병원으로 향했다.
물론 심한 아토피도 스테로이드를 바르면 초기에는 급격히 좋아질 수 있다. 그러나 길게 보지 않고 좋아진 상태까지만 촬영했다는 것이 문제였다. 좋아지고 나서 더 바르지 않아도 괜찮은지 최소한 6개월~1년간의 추적관찰이 있어야 하는데, 당장 눈앞에 호전된 내용만 방송한다. 누구는 그 좋은 약을 쓸 줄 몰라서 안 썼을까? 사용을 하면 할수록 언젠가는 한계가 오고 오히려 원상태보다 악화될 수도 있다는 것을 알기에 꺼리는 것이다. 스테로이드가 나쁜 건 아니지만, 무조건 좋다는 식의 편파적인 방송 역시 진실과는 거리가 멀다.

거짓방송의 최절정은 모 공영방송 뉴스였다. 어느 날 한 아이의 엄마로부터 급작스럽게 연락이 왔다. 아기가 아토피가 너무 심해서 상담을 하고 싶다고 했다. 원래 피부완정연구소는 치료기관이 아니기 때문에 만나서 상담하는 것을 하지 않는다. 아토피 자연치유법에 대한 구체적이고 정확한 정보를 주고, 자신이 할 수 있는 것을 스스로 선택하게 한다. 그러나 그 엄마는 나의 봉사정신과 모성애를 자극하며, 너무도 간절하게 만남을 요청하기에 어렵사리 시간을 내어 만났다. 아기는 데려오지 않고 사진만 찍어 왔다고 했다.

나는 엄마를 만나 사례를 자세히 설명해주며, 자연치유법으로 호전된 사례의 일기도 직접 보여주었다. 너무 꼬치꼬치 물어보고 의심해서 약간 예민한 엄마라는 생각은 들었지만, 아픈 자식을 둔 부모의 심정이려니 했다. 그런데 뜬금없이 "풀에 대한 알레르기가 있으면 어떡하나요?"라는 질문했다. 카페 게시판이나 자연치유법에 대해 전혀 보지 않은 것 같은 질문이었다. 나는 마로의 사례를 들려주었다. 마로는 다리에서 끊임없이 진물이 흘러내리는 심각한 상태였는데, 미국에서 아토피를 해결하지 못해 한국에 들렀던 아이였다. 미국에서 검사 결과 풀 알레르기 수치가 아주 높게 나왔지만, 다행히 한국에서 아토피 완정법을 만나 깨끗하게 호전되었다. 나는 검사 결과 자료와 after & before 사진을 보여주며 풀 알레르기와 연관이 없음을 설명했다.

그로부터 1주일이 지났다. 밤 9시에 남편에게서 전화가 왔다. 네이버 상단에 아토피관련 뉴스가 떴는데, 우리가 나온 것 같다고 했다. 나의 목소리를 인터뷰한 내용이었다. 알고 보니 그 엄마는 모 방송국의 기자였고, 아토피맘으로 가장하여 몰카를 찍었던 것이다. 1시간 동안 진심을 담아 설명했던 내용의 앞뒤는 다 자르고, 나를 검증되지 않은 제품을 판매하는 악덕업자로 둔갑시켰다.
"풀에 대한 알레르기가 있으면 어떡하나요?"라는 기자의 질문에 음성변조로 "풀 알레르기가 있어도 괜찮아요. 발효된 제품이라 써도 괜찮아요"라는 한 마디만 방송을 내보냈다. 그리고 우리 제품이 아닌 다른 제품들을 사진으로 올리고 사실을 왜곡해서 보도했다. 그때는 내 9년간의 헌신적인 노력이 물거품이 될 수도 있다는 생각에 그 두려움은 말로 표현할 수 없었다. 나는 밤새 울며 기도를 했고, 다행히 하나님의 도우심으로 아무 일 없이 지나갈 수 있었다.
대체의학을 공부하는 사람으로서 또 피부관리사로서 나는 항상 아토피완정법은 치료가 아닌 예방과 관리라고 강조해 왔다. 아토피는 예민한 부분이라 식약청이 제시하는 규정과 법 앞에 한점 부끄럼 없고자 노력했다. 내가 공부를 조금만 더 잘했다면 한의대나 의대에 편입했을 텐데… 하는 후회가 뒤늦게 밀려왔다.

매스컴의 내용을 100% 신뢰하는 것은 위험하다. 매스컴은 시청률을 높이기 위해 얼마든지 사실을 왜곡할 수 있다는 사실을 알아야 한다. 부당한 방송으로 피해를 입고 소송을 제기해도 보상을 받기는 어렵고, 시간과 에너지만 낭비할 뿐이다. 나는 오랜 기도와 고민 끝에 그 기자를 용서하기로 했다. 곰곰이 생각해 보니 원래는 마녀사냥을 하려고 작정하고 왔다가, 막상 진심어린 인터뷰를 듣고 양심에 찔려서 커뮤니티 전체에 타격을 줄만한 내용은 뺀 것이 아닌가 싶다.

시편 119편 71절에 이런 말씀이 있다. "고난당한 것이 유익이라. 이로 말미암아 내가 주의 율례들을 배우게 되었나이다." 돌이켜보면 당시의 고난은 하나님께서 나에게 더 큰일을 맡기기 위해 대비하신 일이라는 생각이 든다. 그 일을 통해 나는 다시 한 번 굳게 성장할 수 있었다.

8. 아토피 5만 시간의 법칙

1만 시간의 법칙이란 어느 한 분야에서 최고가 되기 위해 하루 3시간씩 10년간 1만 시간을 투자해야 한다는 법칙이다. 성공한 사람들의 스토리에는 예외 없이 1만 시간의 법칙이 있다. 내가 아토피 치유법을 찾기 위해 투자한 시간과 노력을 환산하면 족히 5만 시간은 될 것이다. 죽음을 앞둔 사람이 간절히 내일을 바라는 것처럼, 절실하게 아토피 치유법을 찾았음에도 불구하고 그것들이 하나하나 실패로 돌아가자, 기대는 서서히 체념으로 바뀌었다. '아토피는 치료가 되는 것이 아니구나! 아이가 커서 이겨낼 수 있는 힘이 생길 때까지 음식 관리하면서 클 때까지 기다려야 하는구나! 자연스럽게 시간이 해결해줘야 하는 것이구나' 하고 마음의 정리가 되어갈 즈음 직장 상사가 나를 불렀다.

직장 상사는 둘째를 낳고 생긴 20년 된 건선이 좋아졌다며 지인을 소개시켜주었다. 약재를 다루는 집안에서 태어나 어릴 때부터 약재들을 연구하고 배운 분이라고 했다. 그 분도 아토피가 있었는데 10년 이상 연구하며 자신의 몸에 테스트를 한 결과 제품을 만들어 냈다고 했다. 그분은 강호의 아토피 사진을 보더니 "한 달이면 좋아지겠다"라고 했다. 나는 그 말을 듣고 내심 콧방귀를 뀌었다. 나름대로 1년 넘게 아토피를 연구하고 공부한 결과 아토피가 한 달 만에 좋아지는 것은 스테로이드가 아닌 이상 거짓이라고 확신했다. 당시에는 그 분이 전문가가 아니기 때문에 저렇게 쉽게 말한다고 생각했다.

그러면서도 마음 한구석에는 실낱같은 희망을 가지게 되는 것이 아토피맘의 마음이다. 마침 무료로 지원해주겠다는 말에 시험해보기로 결정했다. 아마 돈 주고 사야하는 것이었다면 하지 않았을 것이다. 지금 생각하면 아찔하다.

어떤 기대가 있으면 기다림의 시간은 더 길게 느껴진다. 10년 같은 1달이 지났을 때 강호의 아토피도 가려움도 눈에 띄게 좋아지지는 않았다. 그러나 작은 변화는 아토피가 없는 피부가 조금씩 바뀌기 시작했다. 강호의 피부는 원래 손톱으로 줄을 그으면 하얗게 줄이 쳐질 정도로 건조했었는데, 아토피가 없는 부위는 아기피부처럼 부드러워졌다. 이왕 시작한 거 한 달만 더 해보자고 마음먹었다.

두 달째가 되자 놀랍게도 눈으로 보이는 아토피 증상들이 없어졌다. 그러나 가려움증이 남아서 자기 전 머리를 비비는 증상은 그대로였다. 깐깐했던 나는 그것이 이 제품의 효과라고 인정할 수 없었고, 철저한 먹거리 관리로도 이 정도는 좋아질 수 있다고 주장했다. 가려움까지 없어져야 진짜 좋아진 것이라 생각하고, 속는 셈치고 다시 한 달만 더 해보기로 했다. 세 달째 되자 가려움증까지 다 없어졌다. 그토록 베게에 얼굴을 비비던 아이가 잠도 잘 자고 피부도 보드라워졌다. 강호가 완전히 정상으로 돌아오자 나는 인정하지 않을 수 없었다. 간절히 원하면 이루어진다고 했던가? 오랜 방황 끝에 나는 드디어 올바른 길을 찾을 수 있었다. 일생을 바칠 사명에 눈을 뜨는 축복의 순간이었다.

강호가 정상으로 돌아온 후, 2007년 10월 네이버에 '피부완정연구소' 카페를 만들었다. 자연치유법을 시작한지 불과 3개월만이었다. 그 후로 이 커뮤니티에는 9년간의 노력과 과정이 고스란히 축적되고 있다. 나는 게시판을 통해 내가 효과를 보았던 방법들을 회원들에게 그대로 알려줬다. 짧은 시간에 다른 사람들이 -내가 수많은 시행착오를 거치면서 찾아낸 결론에- 다다를 수 있도록 진심을 다해 도왔다. 카페를 통해 아토피 완정법이 알려지면서 점점 성공사례가 늘어갔다. 그토록 알레르기 수치가 높았던 강호로부터, 다른 아이들이나 성인들이 하나같이 좋아지는 모습을 보고 자칭 노벨상감이라고 자부하기도 했다.

사실 아토피를 만나기 전 나는 극심한 경제난에 시달렸다. 남편이 나 몰래 투자한 주식이 실패하면서 카드 돌려막기로 위태롭게 생활을 이어나갔다. 그 와중에 강호의 아토피가 생기자 치료비용으로 더 큰 빚을 떠안게 되었다. 그토록 어려운 상황에서도 나는 아토피 완정법을 알리기 위해 직장을 그만두기로 했다. 완정법에 대한 자신감과 확신이 있었기에 가능한 일이었다. 수입이 안정적이던 직장을 그만두고 1년 동안 미친 듯이 피부완정연구소를 관리했다. 홍보할 수 있는 돈과 능력이 없었던 나에겐 오직 열정과 진심만이 무기였다. 완정법을 알리는 일에 미쳐 새벽 3~4시까지 자지 않고 덧글 달고, 혼자 홍보하며 카페를 관리했다. 그렇게 1명으로 시작한 피부완정연구소는 지난 9년간 정말 정직하게 한 명, 두 명의 회원이 모였고, 지금은 어느새 2만 명을 훌쩍 넘어 3만 명이 되어가고 있다. 실제 입소문의 파급효과는 회원 수보다 몇 배 더 크다.

카페가 커지면서 성공사례도 많아지기 시작했다.
강호 이후 두 번째 성공사례는 시댁 아가씨의 친구 아들인 정수였다. 아토피 완정법을 시작하자 감기를 달고 지내던 정수가 점차 건강을 되찾았다. 피부도 건강해지고 가려움증이 사라졌다.

세 번째 성공사례는 웹서핑으로 아토피 치료법을 찾다가 블로그에서 강호의 아토피 일기를 보고 연락한 지환맘이었다. 당시 지환이의 얼굴은 심각한 아토피로 뒤덮여 있었다. 그런 상황임에도 불구하고 지환이 엄마는 매우 긍정적이었고, 나의 진실된 경험을 믿어주었다.

그 다음 네 번째, 다섯 번째 아이도 예외 없이 아토피가 호전되었다. 비슷한 것은 비슷한 것을 끌어들인다. 그들도 나처럼 간절히 원하고 찾았기에 나를 만나고 원하는 결과를 얻은 것이 아닐까? 성공학의 대가 브라이언 트레이시는 이렇게 말한다. "당신은 살아있는 자석이다. 당신의 생각에 어울리는 사람과 상황과 환경이 삶으로 자연스럽게 끌려오기 때문이다. 생각하는 모든 것이 당신의 삶에 실제로 일어난다." 아토피가 치유되기를 간절히 소망했기에 좋은 결과를 끌어 당겼다고 나는 확신한다.

1장 | 아프고 토하고 피나는 아토피

변화심리학의 최고 권위자인 앤서니 라빈스는, '성공한 사람이 몇 년이 걸려서 성공한 일도 그대로 본받기를 하면 그보다 훨씬 적은 시간 안에 같은 성과를 이루어낼 수 있다'고 말한다. 나는 아토피 완정법에 1만 시간보다 5배나 많은 5만 시간을 투자했다. 그동안 들어간 비용을 계산하면 족히 집 한 채는 샀을 것이다. 하지만 다른 사람들이 내가 했던 아토피 완정법을 본받아 그대로 따라한다면 그보다 훨씬 짧은 시간에, 훨씬 적은 비용으로 나와 똑같은 효과를 거둘 수 있을 것이다. 시행착오를 거쳐 먼 길을 돌아갈 것인지, 확실한 길을 따라 지름길로 갈 것인지는 전적으로 당신의 선택에 달려있다.

탈스: 스테로이드로 부터 탈출
아토피맘: 아토피 아이 엄마
완정: 완정정복
스테로이드 리바운드: 스테로이드를 사용하다가 줄이거나 갑자기 중단했을 때 심해지는 현상
파우더 목욕: 민감성, 건성 피부엔 파우더를 물에 풀어 목욕하는 보조요법

2장

아토피, 범인은 누구일까?

2장

아토피, 범인은 누구일까?

1. 평생 우유를 못 먹어야 한다니

지난 2013년 4월, 인천의 한 초등학교에서 4학년 어린이 김 군이 우유가 섞인 카레를 먹고 뇌사에 빠진 사건이 벌어졌다. 이처럼 특정한 성분에 대한 알레르기 쇼크를 일으키는 것을 '아나필락시스'라고 한다. 한국에서 사고가 일어나기 1년 전쯤 미국과 일본에서도 급식으로 인한 알레르기 쇼크로 아이가 사망한 사건이 있었다. 이 뉴스를 본 아토피 커뮤니티 가족들은 공포에 휩싸였다. 우유만 먹어도 두드러기가 확 올라오는 아이도 있었기에 결코 남의 일이 아니었다. 결국 내 아이는 내가 지키는 수밖에 없었다. 알레르기 쇼크가 왔을 때 대처하는 방법은 자가용(self) '에피네프린 주사'를 놓는 것이다. 현재 우리나라는 한국희귀의약품센터에서만 구입이 가능한데, 전문의를 찾아 진단서를 가지고 센터를 방문하거나 지방에서는 우편으로 받을 수 있다. 의사의 처방 없이 보건교사나 일반인이 주사하게 되면 의료법 위반으로 처벌을 받게 되어 있다. 이 사건 이후로 의사의 처방에 따라 의약품을 소지하고 있는 응급환자에 대해서는 환자의 주변인도 '에피네프린 주사'가 가능하도록 법안 개정을 추진 중에 있다.

EBS 다큐멘터리 〈내 아이의 전쟁 알레르기〉에서는 12개월 이하 아이들의 식품 알레르기 비율은 5~8%라고 했다. 특히 아토피 피부염을 가진 아이의 30~40%가 식품 알레르기를 가지고 있으며, 이 확률은 성장하면서 점차 감소해 성인이 되면 약 1~2%로 줄어든다고 한다. 나이가 어릴수록 자연 소실이 잘 이루어지고, 3~4세에 이르면 85%가 알레르기 증상이 없어지는 것으로 보고되고 있다. 하지만 나는 이 주장에 동의하지 않는다. 직접 아토피 아이를 키우고 일선에서 수많은 아토피 사례를 지켜본 경험에 따르면 실제 비율은 더 높다. 커뮤니티에서 증상을 지켜보면서 통계를 내 보았을 때 36개월 이전의 유아 아토피는 80% 정도가 음식에 반응한다. 이는 단순 음식 반응과 음식 첨가물을 포함한 확률이다.

한편, 3~4세에 이르면 85%가 알레르기 증상이 없어진다는 주장에는 동의한다. 음식 반응은 대체로 돌 때 많이 사라지지만, 그렇지 않으면 36개월까지 기다리면 된다. 36개월을 넘기면 그 다음은 초등학교 들어갈 때, 그 다음 사춘기, 그 다음 성인 순으로 단계적으로 면역이 성장하면서 반응이 없어지는 시기를 기대할 수 있다. 다만 김 군과 같이 알레르기가 심한 경우는 예외다. 간혹 영화에서 보면 땅콩 알레르기가 있는 사람에게 몰래 땅콩을 먹이면, 기도가 부풀어 숨을 못 쉬고 질식사로 죽게 되는 장면이 나온다. 이런 치명적인 알레르기 반응은 적응하거나 없어지는 것이 아니기 때문에 평생 조심하는 수밖에 없다.

소아알레르기 호흡기학회가 아토피성 아토피 피부염 환자 161명을 대상으로 조사한 논문에 따르면 달걀(76.4%), 우유(58.4%), 밀(40.4%), 땅콩(37.9%), 콩(36.6%), 생선(21.1%) 순으로 알레르기 반응 확률이 높은 것으로 나타났다. 다른 논문에서도 조금씩 순위가 달라지긴 해도 대개 달걀과 우유는 1, 2위의 자리를 유지한다. 알레르기를 일으키는 확률이 높은 음식은 그 외에도 소고기, 돼지고기, 닭고기, 게, 새우, 문어, 오징어, 딸기, 귤, 메론 등이 있다.

아토피맘들은 알레르기 반응이 있는 음식을 평생 먹지 못하는지 궁금해한다. 대답은 "그렇지 않다"이다. 지금은 알레르기 반응으로 먹지 못하는 음식일지라도 시간이 지나면 알레르기 반응이 약해지거나 점차 이에 적응할 수 있다. 많은 사람들이 아토피가 있으면 육류나 단백질 종류는 아예 먹지 말아야 한다고 생각한다. 하지만 음식으로 인해 알레르기 반응이 오는 경우는 사람마다 다르기 때문에 본인이 반응하는 음식만 제한하면 된다. 어떤 사람은 우유에 반응하는데 어떤 사람은 우유는 괜찮은데 콩에는 반응하고, 어떤 사람은 콩은 괜찮은데 달걀에 반응을 한다. 다만, 단백질 식품은 사람들이 반응할 확률이 높은 대표적인 식품일 뿐이다. 아토피를 정복하기 위해서는 우선 정확한 음식테스트를 통해 알레르기를 일으키는 음식을 찾아야 한다.

음식 테스트를 하는 방법 중 가장 기본적인 테스트는 피부에 발라보는 것이다. 이 방법은 반응 비중도가 낮아 아주 심한 경우만 증상을 확인할 수 있다. 두 번째로, 젖을 먹는 경우 모유를 통해 간접적으로 아기에게 먹였을 때의 반응을 본다. 세 번째는, 반응하는 성분 일부가 들어간 식품을 소량 먹이고 반응을 본다. 네 번째는, 반응하는 성분 자체를 직접 소량 먹여 본다. 이런 식으로 단계적으로 체크하면서 반응을 지켜보는 것이다. 한 번에 많이 먹이면 안 되고, 우선 50g을 먹인 후 반응을 보고, 괜찮으면 100g을 먹이는 식으로 점차 늘려나가야 한다. 조금 먹었을 때는 괜찮은데 많이 먹었을 때 반응이 올 수 있기 때문이다. 테스트하면서 피부의 반응이 오면 먹는 것을 중단하고 피부가 진정되기를 기다렸다가 다른 식품으로 다시 테스트한다. 소고기, 돼지고기, 닭고기, 우유, 콩, 계란, 밀가루, 땅콩 같이 알레르기 반응 가능성이 높은 음식은 먹는 시기를 좀 늦추어 아토피 증상이 심하지 않을 때 또는 올라왔던 아토피가 진정되고 있을 때 테스트 하는 것이 좋다. 테스트하는 우선순위는 다른 영양으로 대체할 수 없는 필수영양소 식품부터 시도하면 된다. 이때 주의해야 할 것은 스테로이드를 사용하고 있는 경우 알레르기 반응을 억제해 음식 반응이 없는 것으로 착각하는 경우가 있다. 음식 테스트는 항히스타민제나 스테로이드 같은 약을 사용하지 않는 경우에 가능하다.

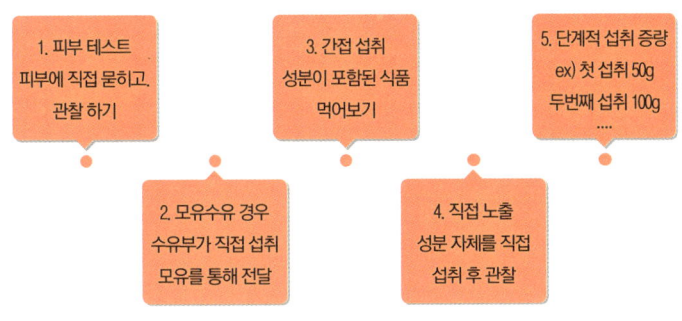

음식테스트 방법

이런 식으로 테스트를 계속 시도하다보면, 처음에는 '어, 이건 내 몸에 들어오면 안되는 거야' 하고 우리 몸은 음식성분을 공격으로 오인하고 몸을 지키기 위해 거부반응을 일으킨다. 그래도 테스트를 계속하면 방어하고 거부하는 반응을 반복하다가 결국에는 '아~ 이건 내 몸에 들어와도 괜찮은 거야'라고 받아들이게 된다. 몸이 음식에 적응하는 것이다. 그 뒤로는 알레르기 반응 없이 자연스럽게 지속적으로 먹을 수 있다. 성장에 필요한 영양소는 이런 식으로 단계적으로 몸에 적응시켜가면서 섭취할 수 있다. 물론 이럴 경우에도 그 사람에게 치명적인 알레르기 식품은 피해야 한다.

강호에게 HA분유를 먹일 때도 그렇게 적응시켰다. 강호는 우유 알레르기가 있어 일반 분유는 꿈도 꾸지 못했다. 단백질을 100만분의 1로 가수분해한 특수 분유인 HA(하)분유를 먹였는데, 그것조차 처음에는 알레르기 반응이 나타나 모유를 끊을 수가 없었다. 처음 반응 후 한 달이 지난 뒤 다시 먹였는데 또다시 반응이 왔다. 그러다 도저히 모유 먹이는 것이 힘들어 세 번째 시도를 했는데, 다행히 눈에 띄는 심한 반응이 나타나지 않아 결국 HA분유로 바꿨다. 물론 당시에 알레르기 반응을 줄이기 위해 아토피 완정법을 꾸준히 하고 있을 때였다. 그렇게 24개월이 지난 후에는 유기농 생우유를 시도했는데, 처음에는 유기농 식빵에 들어간 유기농 우유로 조금 노출시켰고, 그 다음은 아주 소량 10ml를 먹이고 반응이 있으면 며칠 쉬었다가 다시 시도했다. 반응이 없으면 20ml, 30ml로 늘리면서 결국 생우유도 다 먹게 되었다.

이처럼 소고기, 계란, 우유에 알레르기 반응이 있다고 해서 평생 먹지 못하는 것이 아니다. 크면서 이겨낼 힘이 생기면 음식 반응이 없어지기도

하고 또 서서히 적응해 나가면 웬만한 음식은 먹을 수 있게 된다. 심한 반응이 예상되는 음식은 피부부터 깨끗하고 튼튼하게 해 놓은 다음 적응을 시켜야 한다. 똑같은 음식을 먹어도 피부나 컨디션이 좋지 않을 때는 심하게 반응을 할 수 있다. 해결책은 있다. 단지 시간이 좀 필요할 뿐이다. 그러니 아토피맘들은 모든 것을 편히 먹을 수 있는 때가 오기를 기다리며 희망을 가져도 좋다.

2. 아토피를 부르는 잘못된 식습관

"엄마 초콜릿 하나만 더 먹으면 안 돼요?" 아이가 엄마에게 보챈다. 길거리에서 흔히 볼 수 있는 풍경이다. 보통 엄마들은 아이와 함께 외출할 때 사탕이며 과자를 챙겨나간다. 아이가 보채면 달래기 위해서다. 하지만 이런 평범한 일상도 아토피맘에겐 있을 수도, 이해할 수도 없는 일이다. 어린 아기에게 저렇게 첨가물이 듬뿍 들어간 과자를 아무 생각 없이 먹이다니 부럽다고 해야 할지, 불쌍하다고 해야 할지… 그러나 마음 한편으로는 '우리 아이에게는 언제 저렇게 마음껏 먹여보나…?' 하는 먹먹함을 감출 수 없다.

음식은 사람마다 반응이 다 다르지만 인스턴트, 패스트푸드 같은 정크푸드에 포함된 식품첨가물, 화학 성분, 방부제, 인공조미료, 각종 향료, 정제된 설탕, 트랜스 지방 등의 나쁜 성분들은 기본적으로 아토피에 영향을 미친다. 흔히 '가공식품'이라는 말을 많이 사용한다. 식품을 가공한다는 것은 첨가물을 사용하여 식품을 변형하는 것을 의미한다. 예를 들어 유기농 치즈제품을 보면 뒷면 표기에 가공 치즈라고 표시되어 있다. 원료는 유기농인데 만드는 과정에 유화제, 조미료, 합성착향료, 방부제 등이 첨가되어 가공 치즈라고 하는 것이다. 마트에서 장을 볼 때 제품 뒷면의 성분 표기를 보면 알 수 있다. 가공이라는 말이 들어가지 않은 것이 거의 없다. 아토피맘들이 유기농 식품을 찾는 이유가 바로 이 때문이다.

유기농 시장은 연평균 20%의 성장률을 보인다. 2013년 한국 농촌경제 연구원이 발표한 자료에 의하면 10가구 중 3~4가구가 유기농 제품을 구매하고 있다. 가장 인기를 끄는 곳은 유아용품 코너다. 마트나 백화점의 유기농 원료는 대부분 수입 산이다. 하지만 해외에서 수입이 되어 우리 식탁에 오를 때까지 보관은 어떻게 했을까? 제품의 신선도를 유지하기 위해 강력한 방부제를 사용했음을 부인할 수 없다. 웰빙시대 붐을 타고 유기농이 각광받고 있지만, 알고 보면 유기농 치즈처럼 무늬만 유기농인 제품이 많다. 따라서 아토피맘이라면 유기농이라는 말만 믿지 말고 성분을 꼼꼼하게 따져보아야 한다.

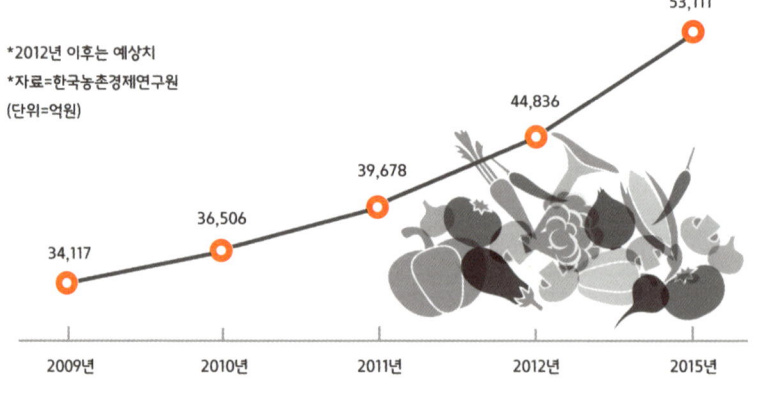

친환경 농산물 시장의 변화

강호가 5세 때 가려움증이 심해졌다. 알고 보니 그 원인은 마트에 판매하는 100% 유기농 주스였다. 원료는 유기농 과일 100%인데 그것을 가공하면서 들어가는 첨가물이 문제였다. 유기농 이라 하더라도 성분 표시를 잘 살펴봐야 한다. 화학처리 유지를 사용하는 모조 초콜릿, 식품첨가물만으로 수백 가지를 만들어낼 수 있는 아이스크림, 물과 식용유에 첨가물을 더한 모조치즈, 석유에서 추출한 초산비닐 수지를 이용해 만든 껌, 트랜스지방 덩어리 치킨, 아질산나트륨으로 색을 낸 육가공식품, 치자황색소와 바나나향만 들어간 바나나우유, 물과 탄산, 인공향, 색소, 과당만으로 수십 가지 만들어 낼 수 있는 과일음료 등등, 모든 것이 첨가물과 화학성분 덩어리이다. 육류도 마찬가지이다. 사육과정에 사용되는 성장촉진제, 식욕촉진제, 호르몬제, 항생제, 살충제, 제초제와 사료에 포함된 방부제 등을 먹고 자란 육류가 먹음직스럽게 요리되어 우리 식탁에 올라온다.

이렇게 하나하나 따지다보면 정말이지 먹을 게 없다. 모유 수유를 하는 경우 엄마가 먹는 것은 곧 아기가 먹는 것이다. 엄마의 입이 즐거우면 즐거울수록 아기는 힘들어진다. 그래서 나는 모유 수유 기간 동안 밥, 미역국, 김치, 무농약 야채 몇 가지로 연명할 수밖에 없었다. 정 배가 고프면 물과 백설기를 먹었다. 한 번은 이런 생활이 너무 지겨워서 어렵게 알게 된 채식뷔페에 간 적이 있다. 채식이니 괜찮겠지 하는 마음에 오랜만에 안심하고 배불리 먹었다. 그런데 그날 밤 아기는 밤새도록 긁느라 잠을 이루지 못했다. 울며 보채는 아기를 보며 식욕을 참지 못한 나 자신을 얼마나 책망했던지. 재료는 집에서 먹던 재료와 다를 바 없었는데, 아이가 심해진 것을 보면 원인은 아마도 L-글루타민산 나트륨(monosodium L-glutamate-MSG)라고 확신한다. 또한 유기농이 아닌 중국산 재료들도 한몫 했으리라.

트랜스지방산도 아토피에 치명적이다. 안병수의 《과자, 내 아이를 해치는 달콤한 유혹》에 따르면 트랜스지방산은 필수지방산과 분자구조가 비슷해 우리 몸이 구분하지 못한다. 트랜스지방이 필수지방산으로 오인되어 흡수되면 정상세포가 고장 난다. 고장 난 세포는 우리 몸에 필요한 물질과 유해한 물질을 구분하지 못하고 면역체계에 이상을 일으킨다. 예를 들어 달걀은 몸에 꼭 필요한 단백질 공급원이다. 그런데 고장 난 세포는 이를 내 몸에 들어오면 안 되는 이물질로 오해하고 비정상적인 방어반응을 일으킨다. 이것이 피부로 나타나는 것이 아토피 반응이다.

다양한 영양소를 골고루 공급하면 정상적인 세포분열이 일어나서 세포들이 각각 제자리에서 제 역할을 한다. 문제는 좋지 못한 먹거리를 섭취했을 때, 즉 고장 난 세포와 병든 세포가 만들어지면서 제 자리에서 자신의 역할을 다하지 못할 때 발생한다. 면역력의 감소라기보다 면역 기능의 이상에 의해 오는 것이다. 면역체계의 교란이 생기면 질환이나 아토피가 생길 수 있다. 따라서 아토피를 유발하는 고장 난 세포를 만들지 않으려면 세포를 구성하는 먹거리에 더 신경을 써야 한다.

나쁜 먹거리는 성인보다 아기에게 큰 영향을 미친다. 패디그리 사건은 2004년 한국 마스터푸드 사에서 수입한 패디그리 사료를 먹은 개와 고양이가 생명을 잃거나 병에 걸린 사건이다. 회사측에 따르면 생산과정에 사용한 태국산 닭고기에서 치명적인 신독성을 유발하는 곰팡이균이 검출되었다고 한다. 내가 아는 지인도 피해자 중 한 명이었다. 당시 성견과 새끼견이 사료를 먹었는데 성견은 경미하게 지나갔고, 새끼견은 10년이 지나도록 신부전으로 투석을 하고 있었다.

사람도 마찬가지다. 나쁜 성분이 든 음식을 먹어도 면역력이 강한 어른들은 어느 정도 이겨낼 수 있지만, 면역력이 약한 아기들은 이겨내기 어렵다. 한창 성장하는 시기에 좋지 않은 음식이나 약을 자주 먹게 된다면 향후 면역력에 안 좋은 영향을 미칠 가능성이 높다. 어릴 때 건강한 먹거리를 많이 먹은 아이들은 면역력이 높아져서 커서도 잔병치레가 없다.

첨가물이나 화학성분들은 나쁜 먹거리를 통해 내 몸으로 들어와 세포를 공격하고 면역력을 떨어뜨린다. 똑같은 재료도 집에서 해먹으면 괜찮지만 밖에서 먹으면 문제가 생긴다. 2007년에는 나쁜 성분이나 음식이 모유수유와 상관없다고 주장하던 사람들이 지금은 조금씩 바뀌어가고 있다. 모유를 통해 엄마가 먹는 음식이나 나쁜 먹거리가 아기의 아토피에 영향을 미친다고 수년간 주장해 온 결실이다. 음식 관리의 중요성을 알고 엄마와 아기가 함께 개선해 나가야 한다.

3. 첫째도, 둘째도, 셋째도 아토피

음식 다음으로 아토피에 영향력을 미치는 원인은 바로 유전이다. 미국에서 1,005명을 대상으로 생후 6개월 이내 아토피 발생 여부를 조사한 코호트 연구에 따르면, 엄마에게 아토피가 있으면 아이에게도 아토피가 발생할 확률이 높은 것으로 나타났다. 또 다른 논문에서는 부모에게 아토피피부염 병력이 없는 경우 자손의 아토피 피부염 발생률은 10~15% 정도이지만, 부모 중 한 명에게 병력이 있는 경우 25~30%, 부모 모두 병력이 있는 경우 50~75%로 증가한다고 했다. 송창수 한의사는 《아토피 길라잡이》에서 서양의학의 관점에서 봤을 때, 부모 중 한쪽에 알레르기가 있을 경우 자녀가 알레르기 질환에 걸릴 가능성은 50%정도이며, 양 부모가 알레르기 질환을 가지고 있으면 확률은 75%로 증가한다고 한다. 이는 암의 유전성과 비슷한 확률이다.

7개월 찬형이의 사례를 보면 아토피에서 유전의 영향력을 분명히 알 수 있다. 찬형맘에 의하면 다른 자연요법은 아무것도 안 해 봤다고 했다. 조금씩 올라오던 아토피가 6개월부터 심해지기 시작하여 오직 스테로이드 연고만 바르다가 아토피 정보를 찾아 피부완정연구소에 오게 되었다. 찬형맘의 절대적인 신뢰 하에 아토피 완정법을 실시한 찬형이는 120일 만에 건강한 피부로 돌아왔다. 그러나 그걸로 끝난 것이 아니었다. 2010년에 태어난 둘째 아들이 또 아토피였다. 이번에는 찬형이보다 정도가 더 심했다. 둘째는 음식 반응이 너무나 예민한 아이였다. 자칫 조금만 잘못 먹으면 두드러기 반응과 심각한 아토피는 쉽게 호전되지 않았다. 농가진이 심하게 올라와서 온몸에 진물과 농이 퍼진 적도 있었다. 참고로 농가진이 생겼을 때는 통목욕은 삼가는 것이 좋다. 통목욕으로 인해 균이 없던 곳까지 퍼질 수 있기 때문이다. 찬형이를 통해 완정법의 효과를 실감한 찬형맘은 둘째 아들에게도 아토피 완정법을 실시했다. 병원 치료와 병행하면서 완정법을 실시한 결과 약간 시간이 걸리기는 했지만, 지금은 둘째도 잘 지내고 있다. 두 아들이 아토피로부터 탈출하고 엄마도 평범하고 행복한 일상을 보내던 2014년, 셋째가 태어났다. 셋째도 태열이 올라와서 100일이 지나도 없어지지 않았다. 셋째도 아토피였다. 다행히 이미 첫째와 둘째를 겪어본 엄마의 발 빠른 대처로 지금은 처음보다 많이 호전되었다. 아들 3명이 모두 아토피에 걸린 찬형이네는 유전이 그 원인이었다. 알고 보니 아빠 쪽에서 알레르기 증상이 있었다.

아토피맘들은 첫째 아이가 아토피이면 둘째 아이도 아토피일까 봐 선뜻 출산 계획을 세우지 못한다. 둘째가 아토피일 확률은 말 그대로 확률이다. 아직 정확한 통계가 나와 있지는 않지만, 아토피가 있는 아이가 태어날 수도 있고, 그렇지 않을 수도 있다. 유전적인 병력을 이어받을지 아닐지는 뚜껑을 열어봐야 안다. 경험상 둘째도 아토피인 경우는 첫째보다 심한 경우가 많았다. 그러나 유전적인 부분을 타고 났다 하더라도 어떻게 관리하느냐에 따라 심한 아토피가 될 수도 있고, 살짝 지나갈 수도 있다. 설령 아토피를 가진 둘째 아이가 태어났다 하더라도, 찬형맘처럼 긍정적인 마음을 가지고 적극적으로 대처한다면 좋은 결과를 볼 수 있다.

유아 아토피와 같은 질환은 아기가 태어난 후 원인에 의해 발생하는 경우도 많지만, 태어나기 전 엄마의 뱃속 또는 임신 전 엄마의 식생활 상태나 환경의 영향을 크게 받는다. 과학자들이 인간의 유전정보를 모두 파악해서 게놈지도를 만들었음에도 불구하고, 암이나 유전병 등이 정복되지 않은 이유는 유전정보만으로 질병이 결정되지 않기 때문이다. 그래서 최근에는 후성유전학이 난치성 만성질환으로 주목받고 있다.

모든 사람들은 암이나 당뇨, 아토피, 천식 같은 질환을 일으킬 수 있는 유전자 정보를 가지고 있다. 그러나 이 질환들의 발현 여부는 메칠레이션이 유전자에 붙어있는지 여부에 따라 결정된다. 메칠레이션은 유전자에

입력되어 있는 정보가 밖으로 나가지 않도록 억제해서 질병을 막는 역할을 한다. 그러나 나쁜 음식이나 환경, 스트레스 등으로 인해 메칠레이션이 유전자 정보에서 떨어져 나가게 되면 질환이 생기는 유전자의 스위치가 켜진다.

예를 들어, 평소에는 아토피 유전자의 활동 스위치가 꺼져 있지만, 좋지 않은 식습관과 환경에 의해 메칠레이션이 떨어져 나가면서 아토피 유전자의 활동 스위치가 켜진다. 그래서 정상으로 잘 지내다가도 한번 아토피가 나타나면 좀처럼 낫지 않는다. 아토피를 예방하려면 음식, 환경, 스트레스를 조절해서 아토피를 유발하는 유전자 스위치를 off 상태로 만들어야 한다. 또한 임신 전·후에는 엄마의 나쁜 요소가 후성유전학적인 영향에 의해 아기에게 전달될 수 있다. 따라서 임신을 계획하거나 임신 중이라면 미리 철저히 예방을 해야 한다.

이렇다 하더라도 사실 유전에 의한 아토피는 '복불복'이다. 나 같은 경우는 한식 위주로 먹고, 나쁜 음식을 최대한 가려먹었음에도 불구하고 아기에게 아토피가 생겼다. 반면, 엄마가 임신 기간 중 인스턴트식품, 패스트푸드, 정크푸드와 각종 첨가물이 들어간 밀가루 음식 등을 마구 먹어도 건강한 아기가 태어나는 경우가 있다. 또 엄마가 알레르기가 있는 경우 유전성을 받아 아토피가 생길 수 있지만, 엄마가 심한 아토피를 앓고 있어도 아기는 건강한 피부로 태어나는 경우도 많이 있다. 최근에는 음식과 환경이 좋지 않아 복불복의 확률이 점점 더 높아지고 있는 추세다. 유전이 있든 없든 아이가 태어난 뒤부터는 그 아이가 먹는 것이 아토피의 원인이 된다. 가족력이 있고 유전을 타고났다 하더라도, 아토피는 음식이나 환경에 의해 얼마든지 후성유전학적 요소를 개선함으로써 아토피를 치료하거나 예방할 수 있다. 대부분의 병원에서는 알레르기 검사를 시행하지만 완정법을 시행하는 아토피 전문병원에서는 전 세계적으로 유일하게 유전자검사를 시행한다. 검사 결과를 바탕으로 아토피를 유발하는 고장난 유전자를 찾아 교정하면서 후성유전학적 문제를 개선해 아토피의 문제를 해결할 수 있다. 아토피가 생긴 건 꼭 엄마의 잘못이라고 할 수는 없지만, 일단 생긴 아토피가 호전되거나 악화되는 건 전적으로 엄마의 책임이다. 엄마가 얼마나 알고 대처하느냐에 따라 아이의 인생은 달라질 수 있다. 엄마의 힘은 유전자보다 강하다.

4. 어설픈 보습이 피부를 망친다.

아토피의 세 번째 원인은 피부장벽의 건강상태이다. 피부는 자외선과 화학물질, 세균이 침입하지 못하도록 방어하기도 하고, 몸의 체온을 조절하고 불순물을 배출하기도 한다. 그 외에 햇빛을 받아 비타민 D를 합성하기도 하고 감각을 느끼고 호흡을 하며, 면역기능도 담당한다. 아토피에서도 피부는 중요한 역할을 한다.

피부도 하나의 중요한 장기다. 피부는 표피, 진피, 피하지방으로 구성되어 있다. 그 중에서 표피는 0.1mm 종이 한 장 두께로 우리 피부에서 신비로운 기능을 하고 있다. 표피 중에서도 각질층은 피부의 가장 상층으로 적당한 두께를 유지한다. 각질층은 피부장벽(Skin Barrier)을 형성하고 있는데, 시멘트를 이용해 담장을 쌓은 벽돌모양으로 되어있다. 각질 세포는 벽돌의 기능을 하며, 피부세포 사이의 세포간 지질은 시멘트 기능을 한다.

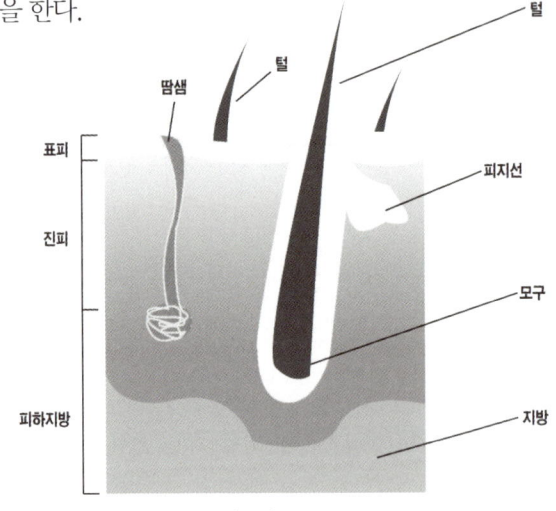

피부의 구조

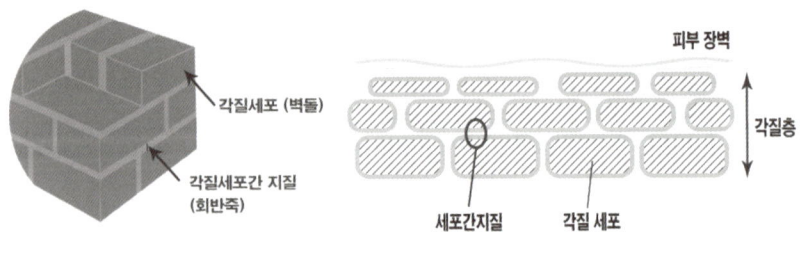

벽돌층 구조

각질층의 피부장벽은 알레르기 원인물질, 외부에서 침입하는 세균, 독성 물질, 인위적인 자극으로부터 몸을 보호하고 방어하는 역할을 한다. 또한 수분이 날아가는 것을 막아 피부의 탄력과 습도를 유지하고 자외선으로부터 피부를 보호한다. 가장 이상적인 각질층의 수분 함유량은 15~30%이며, 수분 함량이 10% 이하로 떨어지면 건조하고 갈라지는 거친 피부가 된다. 한 마디로 말해 각질층은 외부환경으로부터 우리 몸을 지켜주는 담장기능을 한다.

벽돌로 견고하게 쌓아둔 담장은 어떤 나쁜 물질도 쉽게 받아주지 않는다. 보습제에 방부제나 화학성분이 첨가되어 있는데도 피부에 발랐을 때 바로 손상이 오지 않는 이유는 피부장벽이 지키고 있기 때문이다. 그러나 아무리 튼튼한 장벽에도 빈틈은 있다. 세명대학교 한방화장품과학과 장혜인 교수는 분자의 크기가 큰 것은 침투할 수 없지만, 작은 것은 피부를 통해 스며들어 피부장벽을 뚫고 들어간다고 한다. 보습제에 포함된 화학성분 중에서 입자가 작은 것은 피부장벽을 뚫고 인체로 흡수된다. 화장품의 첨가물이 피부를 통해 인체에 들어갈 수 있는 양은 소량이지만 1년, 2년, 10년, 20년 쌓이게 되면 결국 피부의 노화를 촉진시키는 결과를 가지고 온다.

피부를 통해 흡수되는 통로는 표피에서 직접 피부로 흡수되어 들어가기도 하고, 모공이나 땀구멍을 통해 흡수되어 들어가기도 한다. 그 후 모세혈관을 통해 혈액을 타고 우리 몸으로 들어간다. 피부장벽 투과율이란 피부로 침투해 들어가는 흡수력을 말한다. 피부장벽 투과율을 높이는 방법은 몸의 온도를 1℃ 상승시키면 1.4~3배 증가한다. 피부의 수분량을 증가시키면 피부의 투과율은 더 높아진다. 또한 피부의 각질층이 적을수록 흡수가 더 잘된다.

특히 어린 아이들은 피부의 온도가 높아 흡수율이 더 높아진다. 그래서 스테로이드를 발랐을 때 흡수가 더 잘된다. 오일도 분자가 작아 흡수가 잘 되는 성분 중 하나다. 아로마 오일 같은 경우 먹는 것이 위험한 성분도 있어 사용이 제한적이다. 아무거나 좋다고 함부로 발라서는 안된다. 전문가와 상의하여 안전하다고 판단되는 것만 발라야 한다.

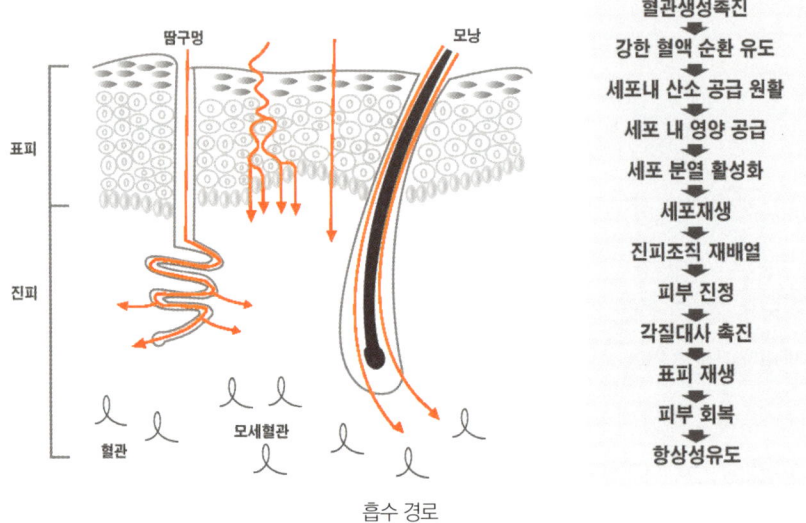

흡수 경로

아토피 때문에 긁어서 상처를 내면 심하게는 진피까지 손상된다. 견고한 벽돌로 쌓인 담장에 구멍이 뚫리게 되면 그 틈을 타고 합성계면활성제나 보습제의 화학 성분이 피부 깊숙이 스며들게 된다. 피부장벽이 잘 유지되고 있으면 피부조직에 스며들어 가는 양이 덜하지만, 피부장벽이 무너지면 10이라는 양을 바르면 10이라는 양이 그대로 피부를 통해 몸으로 들어가게 된다.

화장품 성분에는 알레르기 원인이 가득하다. 세균을 죽이는 살균제, 상하지 않게 하는 방부제, 좋은 향을 내는 인공향, 예쁜 색을 내는 착색료, 품질을 유지하기 위해 사용하는 산화방지제 등은 피부의 아름다움을 위해 사용하는 화장품인데 오히려 피부에 자극이 되고 노화를 진행시킨다. 인체에 무해한 방부제는 없다. 세균을 죽일 수 있다면 피부 세포에도 상처를 줄 수 있다는 뜻이다. 피부에는 지방산을 만들어 피부를 보호하는 착한 균이 상주하고 있는데 피지나 각질, 씻고 남아 있는 비누 성분 등을 먹고 산다. 비누 세안 후 성분이 남아 있더라도 착한 상재균이 먹어 없앤다. 그러나 물과 기름을 섞이게 하는 합성계면활성제가 들어간 세안제는 상재균이 먹지 않기 때문에 피부에 남아있다. 또, 합성계면활성제는 각질과 피지를 과도하게 씻어내어 상재균의 먹이를 없애버리기 때문에 상재균이 줄어든다. 상재균이 줄어들면 피부 환경을 어지럽히는 악성균이 번식하게 되고, 여드름과 아토피의 원인이 되기도 한다.

유아용 보습제라고 해서 안전할까? 유아용 보습제는 가격을 보기 전에 성분표와 유통기한을 보아야 한다. 첨가물이 적게 들어가고 친환경이라면 유통기한이 짧아야 한다. 또한 색소나 인공향이 들어가지 않아야 한다. 하지만 성분표를 보면 온갖 첨가물이 다 들어가 있다. 냉장 보관으로 6개월 내에 사용해야 하는 현실적인 문제 때문에 완전히 첨가물이 없는 친환경 보습제를 만드는 것은 불가능하다. 보습제도 무늬만 유아용이 많다. 한 화장품 제조 전문가는 기업이 만들어낸 제품에 그런 성분이 완전히 들어가지 않을 수는 없다고 말한다. 고유의 성분과 기본 재료가 섞이기 위해서는 계면활성제가 들어가야 하고, 보관하기 위해서 방부제가 늘어가야 한다. 피부에 영향을 미치지 않는 선에서 최소한의 성분 외에 인공 방부제를 대체할 수 있는 성분으로 만들어진 제품을 찾는다면 내 피부를 지켜주는 최고의 보습제가 될 수 있다.

수인(가명)이는 아토피 때문에 자연요법을 해 왔지만, 매번 2차 감염으로 농가진 증상이 와서 그때마다 항생제 치료를 했다. 회복되고 나면 얼마 되지 않아 또 다시 농가진이 오고, 또 다시 항생제 치료를 반복했다. 농가진은 사진만 봐도 알아 볼 수 있는 특이한 증상이 있다. 그냥 진물이 나는 것이 아니라, 맑은 물 같은 진물이 샘물처럼 쏟아진다. 진물이 나면서 다른 피부로 퍼지는 속도가 빠르다면 농가진을 의심하고 병원에 가서 진료를 받는 것이 좋다. 수인이가 농가진 치료를 위해 항생제를 바르고 먹었지만, 효과가 일시적이었던 이유는 바로 보습제 때문이었다. 수십 가지 화학성분이 첨가된 보습제가 아토피로 인해 건조하고 오픈된 상처에 흡수되었던 것이다. 게다가 바르는 손에 의해 다른 피부로도 감염이 되어 더욱 퍼지게 되었다. 아토피로 인한 염증이 생기면 항상 손을 씻고 피부를 만져야 한다. 농가진이라면 더더욱 균에 의해 다른 피부로 확 퍼질 수 있기 때문에 특히 더 신경을 써야 한다. 아토피 완정법은 농가진 자연치유 관리방법을 항상 교육한다.

아토피로 인해 상처가 심해져 진물이 나는 것은 세균으로 인해 상처가 감염이 되었기 때문이다. 보습이 중요하다고 해서 무조건 보습제를 발라서는 안된다. 내 스스로 만들어 내는 천연보습인자가 부족하여 보습제로 보충을 해주는 것일 뿐, 무조건 많이 발라주는 것은 각종 첨가물을 계속 집어넣는 것과 같다. 아토피 증상이 있는 피부는 피부장벽의 기능이 망가져있기에 피부장벽의 기능이 정상으로 돌아올 수 있도록 염증을 가라앉혀야 한다. 피부장벽을 이루는 각질층은 아토피 피부의 보습에서 중요한 기능을 한다. 건강한 피부를 유지하는 비결은 이 피부장벽이 잘 유지되느냐 망가지느냐에 달려있다. 피부장벽이 망가진 상태에서는 첨가물이 많은 보습제의 사용을 제한해야 한다. 유해 성분으로부터 안전한 보습제를 찾아 보습해주는 것이 중요하다.

5. 스트레스도 아토피의 원인이다

34세 희원(가명)씨는 어릴 때 아토피가 있었다가 초등학교에 들어가면서 깨끗이 없어졌다. 그런데 대학을 졸업하고 직장을 다니면서 입가에 조그맣게 피부의 이상 증상이 나타났다. 병원에서는 단순 습진이라며 스테로이드 연고를 처방해주었지만, 발라도 그때뿐 곧 전보다 더 심하게 올라왔다. 알고 보니 성인 아토피였다. 약을 먹거나 연고를 바르면서 호전되었다가 올라오기를 반복했다. 너무 심한 부위는 그 부분에 직접 스테로이드 주사를 맞기도 했다. 1년쯤 지났을 때는 연고를 발라도 먹는 스테로이드를 먹어도 내성이 생겨서 아무런 효과도 나타나지 않았다. 잠을 자지 못할 정도로 가려움증이 심해졌고 온몸이 상처투성이로 변했다.

희원씨는 원래 알레르기 기질을 가지고 있었다. 아기 때 아토피가 있다가 다행히 크면서 자연스럽게 아토피 증상이 없어졌다. 알레르기 기질이 생각보다 심하지는 않았고, 면역이 튼튼해지면서 아토피를 이겨낼 정도의 면역이 성장했기 때문이다. 하지만 성인이 되어 다시 아토피가 발생하였고, 그 원인을 찾기 위해 차근차근 하나씩 체크해보았다. 집에서 어머니가 해주시는 밥을 먹으면서 회사를 다녔고, 환경도 특별히 변화한 것이 없었다. 그러나 이유 없는 아토피는 없다. 아토피가 시작될 당시를 추적해보면 반드시 원인이 있다. 그 원인을 찾아서 해결해야만 빨리 문제가 해결된다.

원인은 바로 스트레스였다. 당시 희원씨는 직장에서 과중한 업무로 과로가 2~3년째 누적되었고, 최근에는 동료와의 갈등으로 극심한 스트레스를 받고 있었다. 스트레스를 받으면 면역력이 저하된다. 처음 증상이 나타났을 때를 보자. 입가에서부터 증상이 시작됐다. 뭔가 문제가 생겼으니 빨리 해결해 달라는 신호다. 스트레스로 인해 면역이 약해지면 가장 약한 쪽부터 증상이 나타난다. 이를 조심해 달라는 신호로 즉각 받아들여 휴식을 취하고, 스트레스를 해결하는 방안을 찾았다면 몸이 회복되면서 지나가는 피부질환이 될 수도 있었을 것이다.

4세 유린(가명)이는 태어나자마자 태열이 심했다. 백일쯤 되면서 태열이 좋아졌고, 보습만으로도 피부가 좋아져서 아토피 증상이 나타나지 않았다. 그러다가 유린이가 세 살 때 집에 갑자기 많은 손님들이 찾아온 일이 있었다. 유린이는 갑작스러운 방문객에 놀라서 다음날 아토피 증상이 온 몸에 나타났다. 병원에서 스테로이드 처방을 받았지만, 1년 반 동안 큰 진전은 없었다. 유린이도 알레르기 기질을 가진 아이였다. 평소 유린맘이 워낙 철저하게 음식관리를 했기 때문에 다른 특별한 원인은 없었다. 전날 심하게 받은 스트레스가 원인이라고 볼 수밖에 없다.

아토피는 T림프구와 B림프구라는 2가지 면역세포의 이상에 의해 발생한다. 아토피를 일으키는 원인 물질이 몸에 들어오면 Th2라는 면역세포는 B림프구를 자극한다. B림프구는 알레르기 원인 물질을 방어하기 위해 IgE를 분비하고 IgE는 비만세포(mast cell)를 자극해 히스타민을 대량 분비하여 말초 혈관을 확장시키고 가려움증을 일으킨다. 즉 아토피는 면역 기능의 이상에 의해 발생한다.

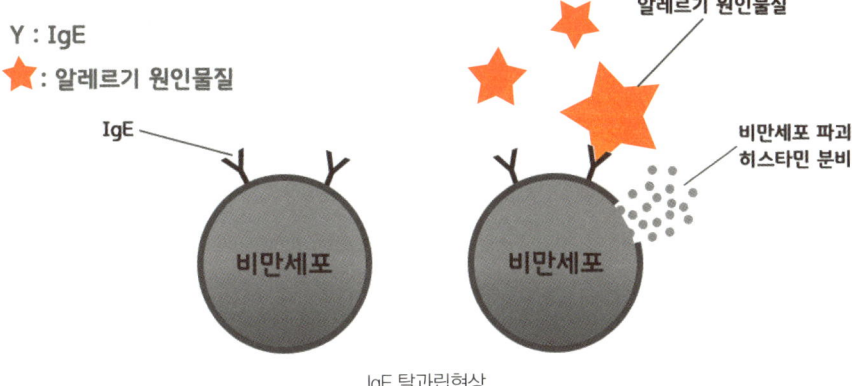

IgE 탈과립현상

자율 신경은 교감신경과 부교감 신경으로 나누어진다. 교감신경이 활성화되면 동공이 커지고, 소화가 안 되고, 말초 혈관이 수축하며, 심장이 빨리 뛰는 증상이 나타난다. 반대로 부교감 신경이 활성화되면 긴장이 풀리고, 말초 혈관이 확장이 되고, 소화기능과 입맛이 돌아온다. 또한 위험 상황이 사라졌으므로 염증에 대한 방어체계인 호중구가 줄어들고 몸속의 문제에 관심을 갖는 림프구가 많아진다.

긴장을 일으킬 일이 별로 없을 때는 과잉 부교감 신경상태가 되는데, 부모가 지나치게 자녀들을 청결하게 관리하면 과잉 부교감신경 상태가 되기도 한다. 부교감 신경은 알칼리 상태로, 교감신경은 산의 상태로 분류되는데 알칼리 상태를 강화시키면 아토피를 악화시킬 수도 있다. 산성 상태에서는 교감 신경의 항진으로 호중구가 증가를 하고 알칼리 상태가 되면 림프구가 증가한다.

스트레스를 받으면 교감신경이 활발해지지만 부신피질 호르몬의 영향으로 아토피가 심해질 수 있다. 부신피질 호르몬은 콩팥 위에 위치한 조그마한 부신이라는 곳에서 분비되는데, 아드레날린과 코티졸 호르몬을 말한다. 스트레스를 받으면 생긴다고 하여 스트레스 호르몬, 또는 스테로이드 호르몬이라고도 한다. 부질피질호르몬은 상처가 나면 항염증 작용을 하고 면역을 강화시키는 역할을 하기도 한다. 건강한 사람은 부신피질 호르몬으로 적당히 대처할 수 있는 시스템이 만들어져 있기 때문에 스트레스를 받아도 큰 문제가 없다. 그러나, 스트레스가 오래 지속되고 강도가 심해지면 이 시스템의 교란이 오고 부신피질 호르몬의 지속적인 사용으로 고갈되어 부신의 기능 부전으로 인해 아토피나 당뇨, 고혈압 같은 질환이 생긴다.

부신피질 호르몬은 피부와 밀접한 관계가 있다. 한 연구에 따르면 아토피 피부염을 앓고 있던 환자들을 대상으로 스트레스에 노출시킨 후 검사했더니, IgE 수치가 정상보다 증가되어 있었다. 또한 부신피질 호르몬의 불균형은 콜라겐과 엘라스틴이 결합하는 기능도 방해한다. 콜라겐과 엘라스틴은 피부 진피층의 결합조직을 구성하는 주요한 성분들이다. 콜라겐과 엘라스틴이 제대로 결합되지 못하면 피부의 기능도 무너지게 되고 면역체계에도 이상이 오게 된다.

요가나 체조같은 가벼운 운동을 하거나 한바탕 웃으면 엔돌핀이 분비된다. 엔돌핀은 강력한 진통제라는 모르핀보다 200배 더 강한 진통효과가 있다고 한다. 때로는 실컷 울어버리는 것도 스트레스 해소에 도움이 된다. 눈물을 흘리면 엔돌핀, 엔케이팔린, 세로토닌과 같은 20여 가지 신경전달물질이 분비되어 면역력이 높아진다. 울고 나서 스트레스와 관련된 뇌파지수는 절반 이상 줄고, 마음의 안정, 행복과 관련된 알파파 수치는 크게 증가한다고 한다. '다이애나 효과'는 다이애나 황태자비가 불운의 교통사고로 사망한 후 영국 국민이 큰 슬픔에 빠졌는데, 신기하게도 그 이후 신경정신과를 방문하는 환자들이 절반 이상으로 줄었다고 한다. 스트레스를 많이 받으면 카테콜라민이 많이 분비되는데, 울면 눈물을 통해 이 카테콜라민이 빠져나가기 때문이다.

아토피 완정법이 효과를 보는 큰 이유 중 하나는, 아토피로 인한 스트레스를 정서적인 지지로 공감해주고 격려해주기 때문이다. 아토피와 싸우면서 스트레스를 받지 않을 수는 없다. 그러나 거기에 굴하면 안된다. 내 몸이 스트레스를 이겨낼 수 있도록 강하게 만들어 주어야 한다.

6. 내가 환경호르몬을 먹고 있다고?

우리는 일상생활을 하면서 자신도 모르는 사이에 많은 유해물질을 접한다. 대표적인 물질이 소위 '환경호르몬'이라고 불리는 가짜 호르몬이나. 가짜 호르몬은 마치 천연호르몬처럼 세포와 결합해서 정상적인 세포의 기능이나 내분비계 기능을 교란시킨다. 그 결과 면역기능을 떨어뜨리고 각종 질병을 유발한다. 환경호르몬은 몸에서 자연 생산되는 호르몬과 달리 쉽게 분해되지 않고 몸 안에 수년간 쌓여 빠져나가지 않고 내 몸의 독소로 작용한다.

환경호르몬은 아토피의 주범이기도 하다. 한림대 강남성심병원 김혜원 교수님에 의해 2013년 아토피 피부염 환자 19명과 일반인 22명의 피부조직을 비교한 결과, 환경호르몬이 아토피 피부염과 건선을 악화시키는 주요인자가 될 수 있음이 밝혀졌다.

위험물질은 우리 주위에 널려있다. 경피독은 피부로 들어가는 화학성분이 내 몸에 쌓여 독소가 되는 것을 말한다. 샴푸, 린스, 바디클렌저, 세탁세제, 주방세제, 섬유유연제, 산소계 표백제, 락스, 치약, 핸드워시, 폼 클렌징, 피부에 붙이는 약 등에 포함된 합성계면활성제나 화학성분이 피부를 뚫고 들어오면 독소로 작용한다. 건강한 상태라면 먹는 음식과 호흡을 통해 들어오는 각종 유해 물질은 스스로 해독하거나 90% 이상이 배출된다. 면역상태에 문제가 있거나 건강하지 못한 상태에서는 몸으로 들어온 독소를 스스로 해독하는 힘이 약하다. 또한, 피부를 통해 들어온 독소는 내장이나 지방에 쌓이기 때문에 자연배출이 잘 되지 않는다.

계면활성제는 세제 외에도 식품과 화장품의 유화제, 보습제에 많이 들어 있다. 합성세제의 기본 원료는 석유를 정제하고 남은 찌꺼기이다. 이는 당연히 인체에 유해한 합성물질이다. 샴푸와 린스에 들어있는 합성 계면활성제는 탈모를 유발한다. 치약에는 건물 바닥을 청소하는 약품 성분인 라우릴황산나트륨이 들어있다. 표백제나 락스의 주요성분인 차아염소산나트륨은 강력한 독성을 가진 산화제다. 식품매장에 포장된 채소가 싱싱해 보이는 비밀 역시 차아염소산 나트륨에 있다고 한다. 이 성분의 살균력 때문에 채소를 시들게 하는 미생물과 효소의 활동이 멈추는 것이다. 세탁세제 역시 옷에 찌꺼기가 남아 피부에 영향을 미친다.

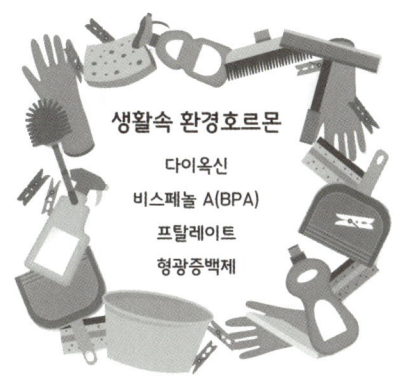

대표적인 환경호르몬인 다이옥신은 플라스틱이나 비닐, PVC 등을 태울 때 발생한다. 다이옥신은 공기 중으로 떠다니다가 비가 오면 땅에 떨어져 토양, 식물의 잎, 하천으로 들어간다. 그 후 먹이사슬을 거쳐 인간의 몸으로 들어와서 지방에 축적된다. 환경호르몬들은 지방 속으로 잘 녹아들어간다. 미국 환경보호청 자료에 따르면 다이옥신은 쇠고기, 치즈, 닭고기, 계란, 생선, 양고기, 돼지고기에 포함되어 있는데, 그 중 가장 많이 포함된 것이 생선이었고, 그 다음이 달걀, 치즈 순이었다.

특히 계란의 다이옥신 수치는 유제품의 3배. 〈계란 섭취와 발암 위험〉이라는 미국 연구자료를 보면 하루에 계란 2분의 1개 이상을 먹으면 인후암, 식도암, 성대암 위험이 2배 증가하고 대장암 위험은 3배, 직장암, 폐암 위험은 2배, 유방암 위험은 3배 증가한다고 한다. 산모의 모유에서 몇십 배에 달하는 다이옥신이 검출되었다는 국내 조사 결과도 있다.

비스페놀 A(BPA)는 폴리카보네이트(PC)와 에폭시 수지의 제조에 쓰이는 화합물이다. 폴리카보네이트는(PC)는 플라스틱의 일종으로 핸드폰이나 식품을 담는 용기 등의 소재로 사용되는데, 국내에서는 연간 3조 4천억 원 규모의 비스페놀 A가 생산되고 있다. 통조림 캔 안쪽에 코팅을 하는 물질로도 사용되는데, 캔에 열을 가하면 비스페놀 A성분이 녹아서 음식물에 섞이게 된다. 한때 젖병의 재질로도 사용되다가 환경호르몬이라는 것이 밝혀지면서 BPA 재질의 젖병은 사라졌다. 그 뒤 그것을 대체하는 고가의 BPA free 젖병과 제품들이 나오기는 했지만, 그것 역시 완전히 안전한 것은 아니다.

프탈레이트는 플라스틱을 부드럽게 만드는 화학첨가제다. 각종 플라스틱제품과 장난감, 식품 포장지에 들어있는 프탈레이트는 기형아를 출산하거나 생식기 발달에 좋지 않은 영향을 미친다. 환경독성학자 사일런트는 가정의 실내공기와 먼지 샘플에서 총 67가지 종류의 환경호르몬을 발견했는데, 그 중에 가장 많은 것은 프탈레이트류였고, 다음은 노닐페놀이었다. 노닐페놀은 세제, 농약, 일부 플라스틱류에 쓰인다.

플라스틱에서 배출되는 비스페놀 A, 프탈레이트, 노닐페놀은 모두 에스트로겐을 흉내 내는 환경호르몬이다. 여성호르몬의 일종인 에스트로겐이 과다하게 분비되면 자궁 내벽이 두꺼워져 자궁내막증이나 생리통을 유발한다. SBS 다큐멘터리 〈환경호르몬의 습격〉에서 생리통이 심한 환자를 대상으로 한 가지 실험을 했다. 집안에 모든 플라스틱 제품을 제거하고, 식기를 유리로 바꾸었으며, 샴푸와 세제류를 모두 친환경 제품으로 바꾸었다. 식재료도 믿을만한 유기농 사이트에 주문해 먹게 하고 육류는 제한했다. 1개월 후 실험대상자들은 신기하게도 극심한 생리통에서 벗어나 통증과 불편함이 현저하게 줄었다. 이 모든 것이 환경호르몬의 영향임을 증명하는 사례이다.

8개월 재준(가명)이는 아토피 완정법을 할 때, 사타구니와 항문에 노랗게 동글동글한 농이 나타났다. 아토피 증상이 호전을 보이던 상황에서 사타구니의 농은 큰 장애물이었다. 나을 듯 없어질 듯 6개월 가까이 끈질기게 반복하면서 쉽사리 없어지지 않았다. 사타구니와 항문의 발진은 기저귀를 사용하는 어린 아기들에게 흔히 나타나는 증상이다. 아토피가 있는 경우는 더 심각하다. 그 원인은 기저귀에 있었다.

기저귀에는 흡수력을 높이기 위해 폴리아크릴아마이드라는 고분자 흡수체를 사용한다. 이것에는 폴리프로릴렌과 각종 유기화합물, 산화안정제, 열 안정제, 카드뮴 등이 포함되어 있다. 고분자 흡수체의 유해성에 대한 연구와 허용치에 대한 기준이 국내에는 마련되어 있지 않기 때문에, 유아용 기저귀가 피부에 얼마나 유해한지를 실험적으로 검증할 수는 없다. 하지만 내 아이를 비롯하여 기저귀를 사용하는 많은 아기들의 아토피 증상을 보면, 기저귀에 포함된 환경호르몬 성분이 아토피에 영향을 미친다는 사실을 인정할 수밖에 없다.

천 기저귀의 형광증백제도 문제가 된 적이 있었다. 목욕 후 삶아서 깨끗하다고 생각되었던 기저귀로 아이의 몸을 닦았지만, 아기가 사용하는 제품들은 형광증백제로 가득했다. 입과 손을 닦는 화장지에도 형광증백제가 함유되어 있는 경우가 있다. 무형광이라고 강조하는 20개 제품의 화장지에 자외선램프를 비춰봤더니, 그 중 11개 제품에서 형광증백제가 검출된 사례도 있다. 그뿐 아니라 미용티슈, 합성세제, 책 등도 형광증백제로부터 자유로울 수 없다. 형광증백제 또한 인체에 위험하다는 것이 정확히 밝혀지지는 않았고, 안전성이 아직 확보되지 않은 상태다. 그러나, 피부가 약한 사람이나 아토피 피부염을 앓고 있는 사람은 사용을 제한해야 한다는 것이 의학계의 공통되는 의견이다.

현대인들은 날마다 유독물질의 공격을 받고 있다. 유독물질에 노출되면 암발생률이 높아지는 것은 물론 호르몬과 생식기능에도 영향을 미칠 수 있다. 내분비학 저널에 실린 환경호르몬 연구에 따르면, 체내에 축적된 환경호르몬은 3대까지 영향을 미칠 수 있다고 한다. 나와 자식, 더 나아가 후손들의 건강을 위해 환경오염을 줄일 수 있는 방안과, 체내에 쌓인 화학물질들을 배출시킬 수 있는 방법을 하루 빨리 찾아야 한다.

7. 시골로 이사 가면 좋아질까요?

아토피는 환경에 영향을 많이 받는다. 여기서 말하는 환경이란 집안을 청결히 하는 문제가 아니다. 산업화로 인한 공기와 물의 오염, 황사와 미세먼지 등은 물론이고, 벽지나 시멘트, 바닥재, 가구에서도 쉴 새 없이 유해물질이 쏟아져 나온다. 이마이 가즈아키는 《입으로 숨쉬지 마라》에서 우리가 하루 동안 마시는 공기의 양은 무려 1만 리터가 넘는다고 한다. 무게로 치면 약 15킬로그램이다. 이처럼 엄청난 양의 공기가 몸을 드나드는데, 거기에는 상당량의 유해물질이 포함되어 있다. 이러한 유해물질을 하루에 2만 번씩 매일 1년 365일 들이마시게 된다면 어떻게 될까?

8세 유라(가명)는 아기 때 태열기가 있었는데, 보습제를 바르면서 돌이 되기 전에 자연스럽게 없어졌다. 그러다가 5세 무렵 팔 접히는 부위와 무릎 뒤쪽에 아토피 증상이 나타났는데, 여름에만 나타났다가 없어지는 현상이 반복되었다. 여러 가지 아토피 치료요법을 해보았지만 6개월이 지나도록 큰 차도를 보이지 않더니, 유라가 7세 되던 여름에 얼굴을 제외한 온몸에 심한 아토피 증상이 나타났다. 접히는 부위는 진물이 나고 피부가 두꺼워지기 시작하고 굵은 상처들이 갈라지기 시작했다. 스테로이드 연고를 바르고, 알로에와 유산균을 먹고, 어성초 목욕을 해도 차도가 없었다. 너무 심해서 잠을 자지 못할 때는 병원에서 처방한 항히스타민제 약을 먹었지만, 점차 내성이 생겨서 나중에는 이 마저도 듣지 않았다.

유라가 5세 무렵 어린이집에 다니면서 갑자기 환경이 바뀐 것이 원인이었다. 운이 없어서인지 당시 어린이집에 인테리어 리모델링까지 했다. 심한 페인트 냄새가 났고 인체에 유해한 교구나 장난감, 책들이 많이 있었다. 아마 스트레스도 큰 원인 중 하나였을 것이다. 아이들이 집에만 있다가 어린이집을 처음 다니게 되면 겉으로 티는 내지 않아도 심한 스트레스를 받는다. 더구나 공동 활동을 하는 기관이라 겨울철이 되면 감기가 돌고 돌았다. 원래 면역력이 약했던 유라에게 갑작스런 환경의 변화는 감당하기 어려운 자극이었다.

9세 진우(가명)는 돌 전부터 아토피에 시달려 왔다. 병원에서 처방받은 스테로이드 연고를 바르면 가라앉았다가 또 올라오면 발라주고, 이렇게 9년을 반복했다. 오랜 시간을 바르다보니 약의 효과가 점점 약해지는 것을 느낄 즈음, 진우가 9세 되던 해 중국으로 이민을 가게 되었다. 중국에 가고 난 뒤부터 피부 상태는 급속도로 악화되기 시작했다. 평상시에 적당히 관리하면 어느 정도 유지되던 피부가 스테로이드 연고를 발라도 잘 듣지 않았다. 약의 강도는 점점 세지고 바르는 횟수도 많아지는데, 나아질 기미가 보이지 않았다. 9년간 차곡차곡 다리 뒤 접히는 곳은 0.5mm만큼 더 두꺼워져 있었다. 발라도 효과가 없던 스테로이드를 중단하자, 다리 뒤쪽의 누런 진물 농이 굳으면서 다리를 펴지도, 걷지도 못했다. 화장실도 못가서 소변을 받아주었고, 걸을 수 없어 학교에도 가지 못했다. 중국의 환경이 문제였다. 중국의 환경은 한국보다 더 나쁘다. 봄에는 심한 황사가 있고, 겨울에는 시멘트 바닥 침대 생활에 히터로 보온을 한다. 먹거리도 중국산은 중금속이나 농약 등의 성분들이 기준치보다 많다. 이렇게 바뀐 환경이 진우에게는 아토피가 더 심해지는 원인이 되었을 것이다.

어릴 때 사라졌던 아토피라도 환경의 원인으로 다시 생기는 경우가 많다. 아무리 봐도 원인이랄 게 없는데, 하나하나 확인해 봤더니 집안에 곰팡이가 가득 숨어있는 경우도 있다. 아이가 자는 방의 장롱 뒤쪽, 보이지 않는 벽지 뒤, 베란다, 욕실 등 집에 숨어있는 곰팡이를 제거하면 아토피가 서서히 없어지기도 한다. 이렇게 의심되는 원인이 있는 경우 그 원인을 제거하면 충분히 호전될 수 있다. 하지만 아토피는 만만치 않은 질환이기에 쉽게 좋아지지 않는다. 상식적으로 생각해 보면 원인을 제거했으니 곧바로 아토피가 없어져야 하는 것인데, 반응이 몇 박자 늦게 나타나니 갈피를 잡지 못하고 미궁을 헤매게 된다.

산업화로 인한 공기오염, 황사와 미세먼지 등이 자연환경호르몬이고, 벽지나 시멘트, 바닥제, 가구, 플라스틱 등 실내 환경에서 뿜어져 나오는 것은 생활환경호르몬이다. 외부환경이든 실내환경이든 우리 몸에 유해한 성분은 매일 어마어마한 양의 마시는 공기로 들어와 독소가 되고 있다 아토피 때문에 모든 것을 포기하고 시골로 이사를 갈까 고민하는 사람들도 있다. 하지만 시골로 간다고 아토피가 좋아지는 것은 아니다. 이사를 고려할 때는 아토피의 원인이 자연환경호르몬에 있는지 생활환경호르몬에 있는지 먼저 알아보아야 한다. 생활환경호르몬의 문제라면 이사를 가지 않고도 노력으로 얼마든지 개선이 가능하다. 자연환경호르몬이 원인이라면 공기 좋은 곳에서 장시간 생활하면서 아토피가 조금씩 호전되는지 테스트 해보고 이사를 해야 한다. 또 피부관리 전문가의 상담을 받아 아토피의 원인을 분석해보는 것도 도움이 된다. 똑같은 나쁜 환경에 노출되어도 건강하고 아토피가 생기지 않는 사람이 있다. 환경이 원인이 된다 하더라도 내 몸이 그것을 이겨낼 정도로 튼튼하다면 아토피는 생기지 않는다. 아토피가 있다고 무조건 시골로 이사를 가는 것이 능사가 아니라 그 환경을 이겨내는 몸을 만드는 방법을 찾는 것이 더욱 중요하다.

8. 스테로이드는 판도라의 상자

나는 아토피가 심한 정도를 파악할 때, 스테로이드를 언제부터 얼마나 발랐는지부터 물어본다. 열이면 열, 백이면 백, 스테로이드를 바르지 않고 자연치유법을 찾아오는 경우는 거의 없다. 스테로이드는 양방에서는 만병통치약으로 통한다. 아산병원 암 병동에서 근무하던 시절 환자들에게 자주 썼던 약이 스테로이드제였다. 암치료를 하면서 암과 상관없는 어떤 합병증이나 염증 등의 문제가 생겼을 때, 의사는 스테로이드를 처방했다. 그러면 증상은 금방 사라지고 환자는 편안해진다.

스테로이드는 한마디로 말해 인공적인 부신피질 호르몬이다. 우리 몸에서는 매일 일정한 양의 자연적인 부신피질 호르몬이 생산되고 있다. 앞서도 말했듯이 부신피질 호르몬은 과면역반응을 억제하고 피부를 좋게 한다. 밤사이 분비된 부신피질 호르몬은 아침에 가장 풍부하다가 낮 동안 활동하면서 점점 소모되고 밤에는 거의 고갈된다. 아토피가 있는 경우 아침에는 피부가 좋아보이다가 밤이 되면 더 심해지고 유난히 더 가려운 것도 그런 이유에서다.

부신피질 호르몬 생산에 문제가 생기면 이러한 기능이 떨어지고 아토피가 심해진다. 이 문제를 해결하기 위해 인공적으로 스테로이드를 넣어주면 일시적으로 부신피질 호르몬의 부족현상이 해결되고 아토피도 낫는 것처럼 보인다. 그러나 외부로부터 인공부신피질 호르몬이 들어오면 반대로 자연적으로 생산하는 부신피질 호르몬의 양은 줄어들게 된다. 예를 들어 우리 몸에 필요한 부신피질 호르몬의 양이 100이라고 볼 때, 인공 부신피질 호르몬 20을 넣어주게 되면 우리 몸은 생산량을 줄여서 80만 생산한다. 30을 넣어주면 자체 생산을 70으로 줄인다. 몸은 부신피질 호르몬이 인공인지 자연인지 구분하지 않기 때문에 전체 필요량에 생산량을 맞추는 것이다. 몸은 굳이 힘들게 만들지 않아도 되니 외부에서 편하게 들어오는 인공 부신피질 호르몬에 더욱 의존하게 된다. 아토피에 스테로이드제를 쓰면 일시적으로 좋아졌다가 다시 올라오는 비밀이 여기에 숨어있다.

스테로이드를 갑자기 끊었을 때, 아토피가 급 심해지는 현상을 '스테로이드 리바운드 현상'이라고 한다. 예를 들어, 스테로이드를 서서히 줄이면서 몸이 부신피질 호르몬을 100까지 만들어낼 수 있도록 기다려야 하는데, 아직 70이 생산되는 단계에서 끊어버리기 때문에 30 부족으로 발생하는 현상이다. 스테로이드 계열 근육강화제를 사용하는 보디빌더가 갑자기 약물을 끊으면 몸이 약물을 쓰기 전보다 더 망가지는 것과 마찬가지 원리이다. 스테로이드는 장기간 사용한 경우에는 서서히 줄여주면서 끊어야 한다. 이것을 '스테로이드 테이퍼링'이라고 하는데 구체적인 방법은 4장에 나와 있다.

스테로이드가 아토피에 효과가 있는 또 다른 이유는 면역반응을 억제시키기 때문이다. 알레르기 반응은 외부물질에 대한 과잉 면역반응인데, 이것이 기관지로 나타나면 기관지 천식, 코로 나타나면 알레르기성 비염, 눈으로 나타나면 알레르기성 결막염이 된다. 그리고 피부로 나타나는 것이 바로 아토피성 피부염이다. 스테로이드는 그러한 과잉 면역반응을 억제하기 때문에 일시적으로 아토피의 증상을 억누를 수 있지만 부작용이 있다. 스테로이드는 과잉 면역작용만 억제하는 것이 아니라, 장기간 사용하면 정상적인 면역기능 역시 떨어뜨린다. 아이들에게 스테로이드를 사용하면 면역력이 저하되고 성장이 억제되며, 생활리듬에 이상이 생겨 밤새 잠을 못자고 우울증 등의 신경증상이 생기기도 한다. 요약하자면 스테로이드는 아토피를 비롯한 알레르기 질환을 근본적으로 치료할 수 없고, 오래 사용하면 면역력 저하와 각종 합병증을 일으킬 수 있다.

어떤 방법으로든 몸으로 들어간 스테로이드는 축적이 되고 자연 배출이 잘 안된다. 그로 인해 탈스하는 것이 쉽지 않다. 피부에 바르는 것은 피부의 장벽이 있어 10을 바른다고 10이 다 들어가는 것은 아니다. 등급별로 약한 등급부터 강한 등급으로 바르기 때문에 약하게 흡수될 수 있다.

스테로이드를 바르고 있다면 하루 한번 샤워를 해주는 것이 좋다. 피부 깊이 더 많이 흡수되는 것을 예방하기 위함이다. 반면, 먹는 약과 주사제는 그 자체가 강한 등급이므로 몸에 그대로 흡수된다. 간혹 바르는 약이 더 피부에 좋지 않을 것이라는 오해로 인해 먹는 약과 주사를 더 많이 사용하는 안타까운 경우가 있다. 닥터 후쿠다 미노루는 《부모가 높여주는 내 아이 면역력》에서 스테로이드제는 콜레스테롤과 유사한 구조를 가지고 있기 때문에 체내에 쉽게 쌓인다고 했다. 약을 먹는 경우에는 체내에 더 많이 남을 뿐만 아니라 백내장이나 망막 분리와 같은 부작용을 일으킬 수도 있다. 스테로이드제가 몸속에 쌓이면 산화되어 염증을 일으키고, 그로 인해 과립구가 늘어나 결국 면역력이 떨어진다. 《Dr. 아보의 면역학 입문》의 저자 아보 도오루도 스테로이드는 조직에 축적되어 자연배출이 잘 안된다고 한다.

스테로이드의 사용은 아토피가 심하지 않을 때 더 조심해야 한다. 쭈욱 잘 유지하다가도 약의 효과에 한계가 오면 어느 순간 확 심해질 수 있는 것이 스테로이드의 특징이기 때문에 관리에 주의를 요한다. 스테로이드를 사용하는 순간 문제의 해결이 아닌 증상을 꾹꾹 눌러놓게 된다. 스테로이드를 사용할수록 처음의 근본적인 문제에서 벗어나 스테로이드가 내 몸을 지배하게 된다. 스테로이드를 바를 때 나타나는 특징적인 현상은 올라온 부위가 가라앉은 후 약의 효과가 다 되어 다시 올라올 때는 다른 부위로 치고 올라온다. 또 발라서 가라앉혀 놓으면 이전보다 조금 더 심하게 올라오며 범위를 넓혀간다. 심하지 않던 아토피도 야금야금 알아채지 못하게 점점 심해지는 늪으로 빠지게 된다. 결국 수개월 또는 수년이 지나 돌아보면, 처음 시작 때보다 훨씬 심해져 있는 이것이 스테로이드다. 나중에는 걷잡을 수 없을 정도가 될 수 있다. 스테로이드! 열어서는 안될 판도라의 상자인 것이다.

아기 때부터 있었던 수민이의 아토피가 초등학교 3학년이 되자 갑자기 심해졌다. 그 이유는 스테로이드의 한계가 왔기 때문이다. 스테로이드 사용의 한계를 느끼는 시점은 알레르기의 심한 정도에 따라 다르다. 어떤 경우는 바르고 일주일 만에 다시 올라오는데, 어떤 경우는 몇 달까지 가는 경우도 있다. 수민이는 수년 만에 스테로이드가 잘 듣지 않는 현상이 왔지만, 알레르기 기질이 심한 아이는 몇 주에서 수개월 만에 수민이 같은 현상이 나타날 수도 있다. 크면서 나쁜 먹거리에 많이 노출되고, 스테로이드가 누적되면 몸이 버틸 수 있는 한계가 일찍 찾아오는 것이다. 그런 증상이 나타날 때, 우리는 왜 그런 일이 생겼는지 되짚어 보고 근본적인 원인을 해결하려고 노력해야 한다.

만약 달리 방법이 없고, 아토피가 너무 심해 스테로이드를 사용한다면, 피부 상태가 나빠지지 않도록 적절하게 관리하는 것이 중요하다. 연고를 바를 때는 가능하면 가장 낮은 등급부터 사용하는 것이 좋다. 강한 등급을 바르다가 약한 등급을 바르면 효과가 없고 오히려 더 심해질 수 있다. 발진이 심하다고 강한 등급의 스테로이드를 사용하는 경우가 있는데, 처방받을 때 의사에게 물어보고 정확한 사용법을 익혀야 한다. 하지만 무엇보다도 스테로이드의 장기간 사용은 우리의 면역을 오히려 떨어뜨릴 수 있다는 것을 알아야 한다. 스테로이드는 아군의 모습을 한 적군이 될 수 있다는 사실을 결코 잊어서는 안된다.

3장

아토피, 면역력이 답이다

3장

아토피, 면역력이 답이다

1. 잘 쓰면 약, 못쓰면 독

"음식물을 당신의 의사 또는 약으로 삼으십시오. 음식물로 고치지 못하는 병은 의사도 고치지 못합니다. 병을 고치는 것은 환자 자신이 갖는 '자연치유력' 뿐입니다. 인간은 태어날 때부터 몸속에 100명의 명의를 지니고 있습니다."

의학의 아버지라고 불리는 고대 그리스의 의사 히포크라테스가 남긴 말이다. 갈비뼈가 부러졌을 때 처음에는 통증과 불편함으로 아무것도 할 수가 없다. 하지만 가만히 놔두면 스스로 알아서 뼈가 붙는다. 우리 몸은 항상 정상의 기능으로 돌아가려는 성향이 있는데, 그것이 항상성이다. 인간은 항상성을 가지고 스스로 회복하는 힘을 가지고 있다. 그것이 바로 '자연치유력'이다.

약 처방은 자연치유력을 손상시키기도 한다. 유아들이 많은 아파트 단지 내에 있는 병원의 인기는 소위 '약발'이 얼마나 잘 듣느냐에 달려있다. 항생제 처방을 잘 하지 않는 양심적인 의사는 인기가 별로 없다. 엄마들은 눈앞의 결과만 보고 약한 증상에도 강하게 처방해주는 곳을 좋은 병원이라고 판단한다. 입소문이 빠른 엄마들 사이에서 살아남기 위해 병원들은 경쟁적으로 약의 강도를 높인다.

암 환자는 암세포를 죽이기 위해 항암제 주사를 맞는다. 항암제는 암세포도 죽이지만 내 몸의 건강한 세포까지 손상을 입힌다. 그래서 항암제를 투여하고 2주쯤 되면 면역력이 극도로 약해져서 약간의 병균만 침투해도 이겨내지 못한다. 열이 나면 급히 항생제 투여를 하는 것이 암 환자들에게는 일상이다. 암세포를 죽이는 건지 사람을 죽이는 건지 알 수가 없다.

세계보건기구(WHO)가 펴낸 〈항생제 내성에 관한 국제감시〉 보고서(2010)에 따르면 OECD 국가 중에서 우리나라의 약물 오남용률이 가장 높다. 한 환자가 이 병원, 저 병원 들렀다가 중복되는 성분의 약물을 복용하는 경우도 흔하다. 여러 가지의 약을 복용하는 경우도 많아서, 문제가 발생했을 때 어떤 약물에 의한 부작용인지를 밝히기가 쉽지 않다. 감기로 인한 합병증이 없는 경우는 굳이 항생제를 먹을 필요가 없음에도 불구하고 병원에서 쉽게 항생제 처방을 해 준다. 건강보험심사평가원이 감기의 항생제 처방률을 공개한 이후 항생제 처방률이 6% 감소했지만, 아직 갈 길이 멀다. 항생제에 내성이 생기게 되면 진짜로 필요할 때 효과가 없을 수 있기 때문에 생명에 위협이 될 수도 있다.

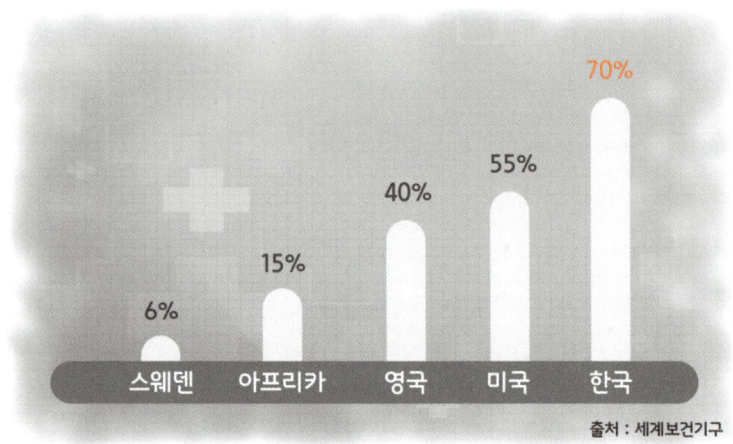

OECD국 항생제 사용율

내가 약에 대해 공부하게 된 계기는 아토피 때문이었다. 아이들이 감기로 약을 먹으면 아토피가 심해지는 확률이 높게 나타났다. 병원에서는 항알레르기 약이나 항히스타민제, 해열제 겸 소염진통제 같은 약들을 쉽게 처방해준다. 그러나 부작용이 없는 약은 없다. 약은 그 약의 치사량이 있어야 FDA 승인을 거쳐 약이 되어 나온다. 치사량이란 얼마만큼의 양을 먹었을 때 사람이 죽을 수 있는지 그 양을 말한다. 아무리 해가 없는 약도 양이 많아지면 죽을 수 있다는 뜻은 우리 인체에 무해하지 않다는 것을 의미한다.

약을 먹으면 바로 아토피가 심해지기도 하고 며칠이 지나 심해지기도 한다. 바로 심해지는 경우는 그 약에 대한 알레르기 반응이 심하다는 뜻이고, 시간이 지나서 심해지는 경우는 알레르기 반응이 좀 덜하다는 뜻이다. 사람마다 반응이 다르기 때문에 복용해보고 아토피가 심해지면 의사나 약사에게 약의 성분을 물어보아 메모해두는 것이 좋다. 또 약을 먹는 기간에는 아토피가 오히려 호전되었다가 약을 다 먹고 감기가 다 나을 시점에 심해지는 경우가 있다. 이것은 감기약에 들어있는 항히스타민 제나 소염제, 항알레르기 성분으로 인해 일시적으로 아토피가 진정되었기 때문이다.

독과 약은 화학적으로 분자구조가 똑같다. 조금만 복용하면 약이 되지만 과용하면 독이 된다. 후나세 슌스케는《약 먹으면 안된다》에서 증상을 없애기 위해 약을 먹게 되면 자연치유반응이 중지된다고 말한다. 근본적인 문제를 해결하지 않고 약에만 의존하면 오히려 면역력이 약해지고 자연치유력이 힘을 잃는 악순환에 빠지게 된다. 더욱 위험한 것은 약의 부작용 상승효과이다. 약 하나의 부작용은 5%의 위험성에 불과하지만, 같이 복용하면 순식간에 2배, 3배, 4배, 5배로 늘어난다.

5개월 희건(가명)이는 3개월부터 스테로이드 치료를 하다가 한 사이트에서 구입한 보습제를 바르고 갑자기 아토피가 심해졌다. 아토피 완정법을 한 달 정도 하자 대부분의 피부가 깨끗해졌다. 그런데 한 달이 지나고 소아과에서 DPT와 소아마비 접종을 했더니 접종 다음날부터 피부가 나빠지기 시작하였고, 전체적으로 뾰루지 증상이 올라왔다. 목에 쌀알 모양의 노란 농들이 포도알처럼 들러붙었고, 사타구니와 항문에도 심하게 퍼져 있었다. 예방접종 부작용으로 밖에 볼 수 없었다. 이런 노란 포도알 같은 농들은 아토피만 있을 때보다 치료기간이 3~4배 더 오래 걸린다. 이럴 때는 갑오징어 뼛가루를 사용하면 빨리 좋아진다. 구하기 어려운 갑오징어 뼛가루는 항염, 항균 작용을 도와준다. 밀가루처럼 곱게 빻아 스킨에 섞어 발라주면 수개월이 걸리는 증상이 조금은 빨리 개선된다.

'안전한 예방접종을 위한 모임'에 의하면 DPT나 소아마비 백신의 성분은 경련, 알츠하이머, 뇌손상, 치매의 원인 물질로 지목되어온 알루미늄, 발암물질로 알려져 시체의 방부처리에 쓰이는 포름알데히드, 살균제로 사용하는 페놀, 수은을 포함하는 방부제인 치메로살, 부동액의 주 성분이자 각종 백신들의 방부제로 사용되는 에틸렌글리콜, 알레르기를 일으키는 원인으로 알려진 젤라틴, 열이나 빛으로부터 보존하는 성분인 글루타민산염, 항생제 성분인 네오마이신과 스트렙토마이신 등의 성분을 포함하고 있다. 이 성분들은 아토피를 악화시키는 원인이 된다.

희건이는 온갖 고생 끝에 4개월 만에 웬만큼 정상의 피부로 돌아오긴 했지만, 그 일이 있은 후로는 예방접종을 할 때마다 긴장하지 않을 수 없었다. 예방접종도 사람마다 반응하는 정도는 다르다. 아무런 증상이 나타나지 않는 아이도 있었고, 희건이처럼 아토피가 더 심해지는 경우도 있다. 예방접종의 반응이 있는지 없는지 알아보기 위해서는 접종 전후로 새로운 음식을 추가한다거나, 환경의 변화가 있다거나 하는 것을 잠시 중단하고 접종의 반응여부를 살펴보는 것이 좋다.

무조건 약을 쓰지 말라는 말이 아니다. 약은 꼭 필요할 때만 써야한다. 너무 아픈데 약이 싫다며 무조건 거부하고 버티는 것도 미련한 짓이다. 증상이 좀 호전될 때까지 약의 힘을 빌어 누그러뜨린 후 회복하도록 기다려주는 것도 지혜로운 방법이다. 하지만 조그만 증상에도 약에 의존하는 습관을 들이면 자연치유력은 약해진다. 가능하면 몸이 알아서 이겨내도록 도와주는 것이 자연치유력을 더 키우는 지름길이다.

2. 세포가 건강해지는 시간 120일

인간의 몸은 스스로를 지키는 면역시스템을 가지고 있다. 나라가 침략당하지 않으려면 군대가 필요하듯, 우리 몸에서 군대역할을 하는 것이 면역시스템이다. 우리는 하루에도 200여 가지 이상의 독소와 세균, 바이러스로부터 공격을 받는다. 그때 면역세포들은 각자의 역할에 따라 적군인지 아군인지 파악하여 적군이라고 판단되면 군대를 파견한다. 한번 공격 받았던 적군이 다시 공격해오면 미리 만들어둔 항체로 이에 대응한다.

면역세포 부대가 전쟁에서 패하게 되면 면역시스템이 무너진다. 장이 좋지 않은 사람은 장으로 증상이 나타나고, 알레르기 기질을 가진 사람은 아토피나 알레르기 증상이 나타난다. 아토피가 발생하는 이유는 면역시스템에 문제가 생겨서 몸에 들어와도 괜찮은 물질을 적군으로 오인하여 공격하기 때문이다. 중요한 것은 면역 시스템이 무너졌다 하더라도 120일간 서서히 세포가 건강해지도록 도와주면 건강한 면역세포로 변화될 수 있다는 점이다.

면역은 아이의 성장 단계별로 변화한다. 아기가 돌쯤 되면 면역력이 업그레이드된다. 돌이 되어도 잔병치레가 많다면 그 다음은 36개월을 기대해야 한다. 36개월 때까지 건강해지지 못하더라도 초등학교 들어갈 전후가 되면 면역력이 다시 한 번 업그레이드된다. 그때를 놓치면 다음은 15세 전후 사춘기 때를 기대할 수 있다. 15세 되면 성인과 비슷한 면역력이 생긴다. 그리고 20세 이상의 성인이 되면 비로소 완전한 면역체계를 형성하게 된다. 면역의 성장단계와 음식 반응과 아토피가 좋아지는 시기는 비슷하다고 보면 된다. "어릴 때 아토피가 있었는데 크면서 없어졌어요"하는 이야기도 많이 들어봤을 것이다. 아기 때 심하다가 초등학교 들어갈 때쯤이면 많이 호전되거나 없어진다. 최근에는 크면서 없어지지 않고 성인 아토피로 지속될 확률이 점점 더 높아지고 있다. 크면서 면역이 성장해야만 좋아질 수 있는 아토피지만 세포가 건강해지는 120일 동안 면역력을 튼튼하게 변화시켜나가면 클 때까지 기다리지 않고도 빨리 호전될 수 있다.

모유는 아기의 면역력을 높여주는 최고의 음식이다. 분당 서울대병원 자료(2015)에 의하면 초유를 먹인 아기는 먹이지 않은 아기보다 면역력이 일주일 만에 2.7배나 높아졌다. 2주 정도 먹였더니 염증 수치는 먹이지 않은 아기보다 2배 가까이 떨어졌다. 또한 미숙아에게 초유를 먹였더니 더 빠른 성장을 보였다. 모유를 먹는 아기가 분유를 먹는 아이보다 면역력이 더 좋은 이유는 여러 가지가 있다. 모유에는 분유와 비교할 수 없는 우수한 단백질인 락토페린(Lactoferrin)이라는 성분이 있다. 락토페린은 장내 유해 세균의 성장을 막고 바이러스 감염을 억제시켜 저항력을 키워준다. 또한 라이소자임(Lysozyme)은 면역 군대가 항균, 항바이러스, 소염작용을 잘할 수 있도록 도와주고, 면역글로불린 A(Immunoglobulin A)는 아기의 면역체계가 정상기능을 할 때까지 감염으로부터 방어한다.

음식조절이 힘들고, 모유가 아토피의 원인인가 싶어서 모유를 끊어도 되냐고 묻는 엄마들이 있다. 나는 아기의 면역력을 지켜주기 위해서라도 끊지 말고 가능한 이겨내 달라고 말한다. 면역력이 무엇보다 중요한 아토피에서 모유보다 안전한 음식은 없기 때문이다. 아기의 어린 시절은 한 번 뿐이다. 수유기간 동안은 조심하느라 먹고 싶은 것도 못 먹고 힘들겠지만, 이 기간이 지나고 나면 마음껏 먹을 수 있다. 그 기간이 아기의 평생의 건강을 좌우할 수도 있다. 지나고 나면 힘들었던 순간들도 모두 추억이 된다.

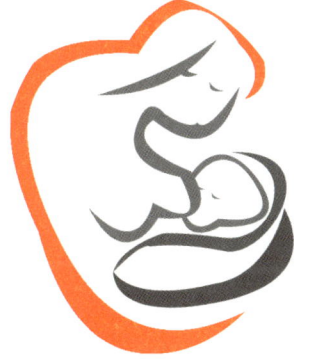

비피더스 인자
SIgA, IgM, IgE, IgD, IgG
항포도상구균성 인자
락토페린
락토퍼옥시다아제
류코사이트
인터페론
리소자임
비타민 B12
림프구
대식세포

모유 유익성분

모유를 꼭 끊어야 하는 경우는 산후 회복이 안 되어서 엄마의 건강이 급속도로 나빠졌거나 심각한 우울증에 걸렸을 때이다. 모유를 끊을 때는 신중을 기해야 한다. 만약 아기에게 우유 알레르기가 있다면 우유를 대체할 수 있는 다른 영양공급원이 있는지 확인하고 끊어야 한다. 이러한 대안이 없이 모유를 끊고 이유식이나 밥으로 필요한 영양을 채우려면, 모유 수유보다 몇 배의 노력이 필요하다. 아기들은 아직 씹을 수 있는 능력이 미숙하고 어른들처럼 다양하게 먹지 못한다. 아기에게 영양부족현상이 오면 면역력이 떨어지고, 면역력이 떨어지면 아토피가 더 심해진다.

미국인 저술가 바바라 버거는 "우리의 피부나 뼈, 위, 심장, 폐, 뇌는 끊임없이 소멸되면서 그만큼 빠르게 새로운 요소나 새로운 세포로 대체되고 있다. 피부는 매달 새로워지고 있고, 간은 6주마다 새로워지고 있다. 심지어 단단해 보이는 골격조차도 실제로 3개월마다 완전히 대체된다. 1년이란 기간 동안에 우리 몸을 구성하는 요소 중 98%가 새로운 것으로 바뀐다."고 말한다.

몸을 이루는 가장 기본단위인 세포는 계속 세포분열을 한다. 태어나서 제 역할을 다하고 죽고, 다시 새로운 세포로 교체된다. 우리 몸을 지키는 파수꾼 역할을 하는 면역세포 백혈구는 평상시에는 3~4일 동안 생존하지만, 몸의 침입자 세균들과 전투 시에는 2~3시간 싸우다가 죽는다. 적혈구는 120일, 혈소판은 10일 살다가 새로운 세포로 태어난다. 피부 표피 세포의 주기는 28일, 위 점막 세포는 48시간이면 새로운 세포로 바뀐다. 뼈나 장기, 근육을 제외한 세포들은 120일이면 적어도 한번 이상은 새로운 세포로 교체된다.

나는 아토피 완정법을 하는 초창기부터 '120일 세포교체설'을 주장해 왔다. 건강한 먹거리와 친환경 생활을 한다면, 우리 몸의 세포는 서서히 건강한 세포들로 바뀌어 가기 시작한다. 예를 들어 이론적으로는 30일 동안 활동하고 교체되는 세포는 120일 동안 4번을 반복하면서 건강한 세포로 태어났고, 120일간 활동하는 세포는 한번 만에 건강해지지 않더라도, 친환경 생활을 하다보면 결국 건강한 세포로 다시 태어날 수 있다. 오랫동안 스테로이드를 사용했거나 아토피가 심한 사람은 정도에 따라 120일보다 더 걸린다. 120일을 넘기더라도 120일을 기점으로 5개월, 6개월 거듭할수록 점점 건강해지는 방향으로 가게 된다. 대부분 120일 정도 친환경 식생활을 하고 면역을 높여주면 심한 아토피도 회복된다.

아토피 완정법은 세포의 단계에서 치유가 시작된다. 120일 이상 몸의 면역체계가 정상적으로 활동하도록 하고, 피부의 면역체계가 튼튼해지면 누구라도 건강해질 수 있다. '누구는 이 방법이 맞고 누구는 이 방법이 안 맞고' 하는 개념이 아니라 '누구도 예외 없이 건강해질 수 있다'는 것이 완정법이 주장하는 이론이다.

우리 몸의 자연치유력과 항상성으로 인해 세포가 정상의 역할을 하고 면역력이 좋아지면, 아토피뿐만 아니라 여타의 질환들이 생길 일도 없게 된다. 10년 사이 건강에 대한 개념이 바뀌고 있다는 것을 실감한다. 그 누구도 언급하지 않던 이론들이 내가 10년간 외치는 사이 조금씩 변화하기 시작했다. 이렇게 조금씩이나마 바꿔나간다면 아토피에도 건강에도 희망이 보인다.

3. 독소배출로 몸을 정화하라

우리가 사는 세상은 독소로 가득하다. 독소는 음식이나 코, 피부를 통해 외부에서 들어오기도 하고 몸 자체에서 발생되기도 한다. 독소가 몸으로 들어오면 위와 장에서 흡수되고 간에서 해독된다. 인스턴트, 패스트푸드에 함유된 유해 성분을 다량 섭취하게 되면 그것들을 해독하는 기관인 폐, 간, 장, 신장 등에 부담을 주게 된다. 해독작용은 먼저 간에서 이루어지고 장으로 넘어간다.

강북삼성병원 소화기내과 전우규 교수는 "장이 건강해야 장수한다"고 강조한다. 장은 영양을 흡수하는 나무의 뿌리와 같은 역할을 한다. 장에서는 몸에 유익한 균과 유해한 균이 세력다툼을 한다. 유익균은 30%, 유해균은 10%선으로 유지되는 장이 건강하다고 할 수 있다. 나머지 60%는 기회균인데, 유익균과 유해균 사이에서 기회를 엿보다가 세력이 우세한 쪽을 선택하여 붙는다. 신선한 채소나 과일 등 영양소가 풍부한 음식물을 섭취하면 장은 유익한 균이 자라기 좋은 환경이 된다. 그러나 각종 첨가물이 들어가거나 오염된 음식물을 섭취하면 유해한 균이 살기 좋은 환경이 된다. 유해균들은 독소를 만들어 장의 기능을 떨어뜨린다.

장에 문제가 생기면 여러 가지 질병이 생기고, 노화가 빠르게 진행된다. 장은 최대의 면역기관으로 면역 세포의 70%가 집중되어 있다. 장 점막의 내부를 미세현미경으로 확대해 보면 빗자루 같은 융모 돌기들이 있다. 융모가 촘촘하고 틈이 없이 빽빽한 장이 건강한 장이다. 장 점막이 부실하면 영양분을 먹어도 100% 다 흡수되지 못하고 변으로 배출된다. 또, 장 내벽의 느슨한 틈을 타고 흡수된 독소들이 체내를 떠돌다가 쌓이기도 하고, 다시 간으로 가기도 한다. 그렇게 되면 간은 다시 해독을 반복하면서 지치게 된다. 이것이 '새는 장 증후군'이다. 독소 때문에 장과 간이 부담을 안게 되는 것이다.

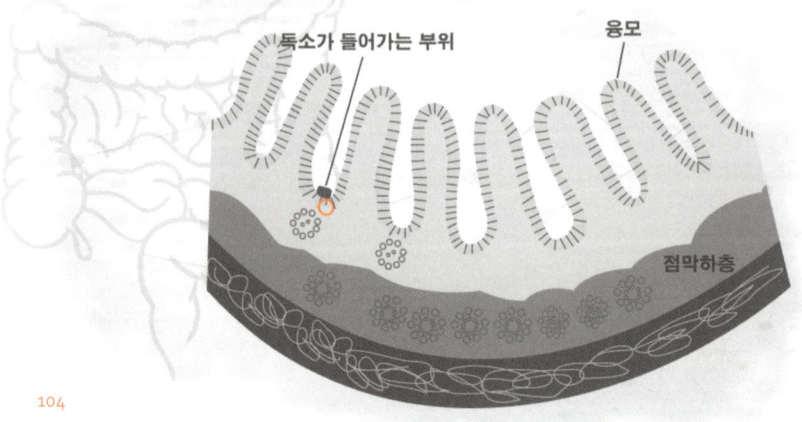

장융모

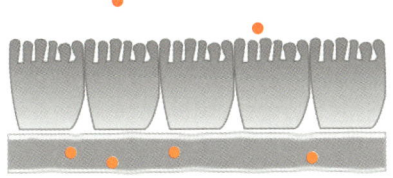 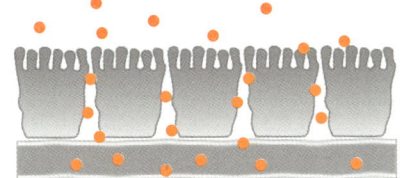

건강한 장　　　　　　　새는 장 증후군

융모를 통과하는 독소

활성산소도 우리 주위에 있는 독소 중 하나이다. 몸 안에 활성산소가 축적되면 염증을 유발할 수도 있고, 성인병을 유발할 수도 있다. 매일 들이마시는 공기의 20%에 해당하는 산소가 우리가 먹는 음식을 태워 에너지로 바꾸는데, 이 과정에서 발생하거나 쓰이고 남은 것을 활성산소라고 한다. 활성산소는 호흡을 하면서 몸 자체에서 생성되기도 하지만, 스트레스를 받거나 술, 담배를 할수록 더 많이 생긴다. 과도하게 발생된 활성산소는 세포와 미토콘드리아를 공격하고, DNA를 파괴한다. 그 결과 각종 질병에 걸리기 쉽고 노화도 빠르게 진행된다. 현재까지 밝혀진 질환의 90%가 활성산소의 영향을 받는 것으로 알려져 있다. 그 중에는 아토피도 포함된다.

EBS 제작팀(2009)이 쓴《독소의 습격, 해독혁명》에 의하면 아토피성 피부염은 독소에 의해 좌우된다. 아토피의 발병원인을 면역체계 이상으로 보는 현대의학과 달리, 대체의학에서는 독소에 의한 장의 문제를 아토피의 주범으로 꼽고 있다. 장내 독소는 우리의 면역력을 약하게 만든다. 면역력이 약하면 아토피가 더 심해진다. 2014년 AARD(Allergy Asthma Respir Dis) 김주영 외《소아 아토피 피부염 환자에서 혈장 내독소 농도가 질환의 중증도에 미치는 영향》에 따르면 아토피 피부염 환자는 피부장벽에 문제가 있기 때문에, 주위의 독소가 정상피부보다 쉽게 체내로 유입될 수 있다. 정도가 심한 외인성 아토피 피부염 환자군을 검사한 결과, 독소의 농도가 내인성 아토피 피부염 환자보다 높았다. 이는 혈액내 독소의 농도가 피부 면역체계에 영향을 미칠 만큼 아토피 피부염과 연관성이 있다는 것을 의미한다.

아토피맘들은 "태어난 지 얼마 안 된 아기에게 독소가 그렇게 많나요?"라고 질문한다. 엄마 뱃속에서부터 받아서 쌓이고, 태어나서 지금까지 노출되는 유해성분들이 다 독소로 쌓여있을 수 있다. 알레르기 기질을 가지고 태어난 아이들은 특히 더 유해성분을 이겨내는 힘이 약하기 때문에 해독능력 또한 미숙하다.

독소는 배출하는 것도 중요하지만, 애초에 흡수되지 않도록 조심하는 것이 더 중요하다. 한 조사에 따르면 15분간 샤워를 하면 1L의 수돗물을 600통 마신 것과 같은 양의 염소가 피부를 통해 흡수된다고 한다. 염소는 물 속의 유기물과 결합하여 발암물질로 알려진 트리할로메탄(trihalometane)이라는 유기화합물을 만들며 세포를 노화시킨다. 아토피가 있는 사람이나 피부가 약한 아기에게는 매일 목욕하는 물도 피부에 자극이 될 수 있다. 수돗물의 염소는 끓이거나 하루 이상 받아놓으면 없어진다. 조금 귀찮더라도, 아기들은 샤워기가 아닌 끓인 물과 받아놓았던 물로 온도를 맞춰 샤워를 하면 피부 자극을 줄일 수 있다. 집안일이 많아서 이렇게 세세하게 신경 쓰기 어렵다면 더욱 효과적이고 간편한 방법이 있다. 염소제거기를 사용하는 것이다.

아토피를 근본적으로 치유하기 위해서는 독소를 처리할 수 있도록 장이나 간을 튼튼하게 하여 면역력을 높여주는 것이다. 또한 독소가 쌓이지 않고, 활성산소가 생기지 않도록 하기 위해서는 친환경 식생활을 습관화해야 한다. 뒤에 나오는 노니주스와 클로렐라는 장을 튼튼하게 하고 독소를 배출시키는 역할을 한다. 몸 안의 독소를 배출해야 자연치유력이 높아지고 면역력이 강화된다. 독소배출은 아토피 치유에 필수적이고 근본적인 과정임을 잊어서는 안된다.

4. 단백질 제한보다 고른 영양이 중요하다

올해 3세 된 선영이(가명)의 엄마는 아토피의 원인이 단백질 성분이라고 생각해서 모든 육류와 단백질 관련 식품을 차단하고 야채만 먹이고 있었다. 우유를 먹었을 때는 괜찮았지만, 우유를 포함해 계란, 고기, 콩 등 단백질 식품 모두를 제한하고 있었다. 엄마의 철저한 관리에도 불구하고 선영이는 여전히 심한 아토피와 가려움증으로 인해 잠을 자지 못했다. 감기만 걸려도 기관지염과 폐렴에 번갈아가며 걸려 항생제를 처방 받거나 입원치료를 반복했다.

아토피가 생기면 단백질은 무조건 피하고 야채만 먹는 사람들이 많다. 야채나 과일을 챙겨먹어 더 건강해지면 좋지만 영양이 편중되어서는 안된다. 아토피가 있는 유·소아들 중 음식제한으로 인해 성장기에 꼭 필요한 영양소를 놓치게 되는 경우가 많다. 결국 몸의 대사나 균형이 깨어지고 면역이 약해져 자연치유력의 힘이 약해진다. 그렇기 때문에 완정법에서는 양질의 영양을 골고루 섭취하는 것을 강조한다.

알레르기 반응을 막기 위해 이런저런 음식을 다 피하다보면, 성장과 자연치유에 필요한 영양을 흡수할 수 없다. 그럴 때는 2장에서 설명대로 한 가지씩 조심스럽게 테스트해 보고, 아토피가 더 심해지는 반응이 일어나는 경우에만 제한하면 된다. 또한 알레르기 반응이 있어 음식 제한을 해야 하는 경우에는, 섭취하지 못한 영양소를 공급할 수 있도록 영양제 등의 대안이 필요하다.

알레르기 수치가 높고 반응하는 음식이 많은 아이들 중, 의외로 아토피가 심하지 않은 경우가 있다. 이런 아이들은 감기나 잔병치레도 잘 하지 않는다. 나는 "혹시 밥을 잘 먹는지요?"라고 물어본다. 그러면 거의 백발백중 밥이나 여러 가지 음식들을 골고루 잘 먹는다는 답변을 받는다. 밥이 보약이라는 말이 괜히 있는 것이 아니다. 알레르기 기질을 타고나고 면역체계에 이상이 있더라도 골고루 영양을 섭취하면 충분히 이겨나갈 수 있다. 반면, 알레르기 검사도 정상이고 반응하는 음식도 별로 없는데, 매번 감기와 항생제로 병원신세를 지는 아이들이 있다. 이런 아이들은 대체적으로 편식을 한다는 공통점이 있다.

나는 아이 2명 모두 이유식에 실패했다. 큰 딸아이는 아토피가 없었지만 이유식을 잘 먹지 않았다. 8개월까지 모유를 먹이다가 그 뒤로는 직장 때문에 분유를 먹였다. 모유를 짜서 줄때도 220ml 이상씩 숨도 쉬지 않고 먹어치우고, 분유도 원샷을 하던 아이였는데, 이유식은 한 숟가락 먹이는 게 전쟁이었다. 당시에는 이유식을 주문해 먹는 시절이 아니었기에 매번 정성스레 만들었지만 버리기 일쑤였다. 그렇게 36개월까지 이유식

겸용 분유를 빨대로 먹이며 애를 먹었다. 둘째 강호도 마찬가지였다. 모유나 HA분유는 잘 먹었지만 이유식은 씹어 먹기를 싫어했다. 영양부족에 대한 대안으로 150여 가지 영양을 가지고 있는 노니주스와 필수단백질과 각종 미네랄을 포함하고 있는 클로렐라를 먹었다. 이 영양소 덕분에 강호는 밥을 잘 먹지 않았음에도 불구하고 다른 아이들보다 감기도 잔병치레도 덜 했다.

반응하는 알레르기 음식을 제한하면서 고른 영양을 섭취하기 위해서는 컬러푸드와 친하게 지내야 한다. 다음은 7가지 컬러푸드와 그 효능이다.

color	효능	종류
green	혈관과 위장을 깨끗하게 하는 식품	부추, 시금치, 녹차, 매실, 브로콜리, 깻잎, 알로에, 오이, 키위 등 각종 푸른 채소
red	노화를 방지하고 혈액을 맑게 하는 예뻐지는 식품	토마토, 적포도주, 고추, 딸기, 팥, 수박, 사과, 파프리카, 석류, 복분자, 체리, 대추 등
orange	눈 건강, 면역력, 항암효과를 높이는 식품	당근, 오렌지, 주황색 파프리카, 귤, 망고, 감, 살구 등
black	시력개선, 노화예방, 항암효과를 높이는 식품	검은콩, 흑미, 검은깨, 메밀, 다시마, 올리브, 목이버섯, 우엉 등
white	호흡기, 폐 기능 강화, 콜레스테롤을 낮추는 식품	무, 마늘, 양파, 콩나물, 배, 양배추, 미삼, 배, 더덕 등
yellow	항암효과, 혈관벽 강화, 피부가 건강해지는 식품	카레, 바나나, 옥수수, 자몽, 호박, 고구마, 레몬, 유자, 골드키위 등
purple	심장질환 예방, 항산화작용, 콜레스테롤 저하, 시력저하예방 식품	가지, 포도, 블루베리, 적양배추, 적양파, 보라색감자, 자색고구마 등

모두 일상에서 쉽게 접할 수 있는 식품들이다. 영양소들을 이처럼 계절과일이나 야채로 골고루 섭취하면 더없이 좋은 영양분을 얻을 수 있다. 그러나 아무리 건강에 좋은 컬러푸드라 하더라도 아토피가 있다면 직접 먹어보고 반응을 살핀 후 통과한 음식만 먹어야 한다.
앞서 선영이는 너무 과한 음식 제한이 문제였다. 철저한 음식 관리에도

불구하고 영양부족으로 면역력이 약해져서 아토피가 악화되었다. 누가 뭐래도 밥심이 제일이다. 약에 의존하기 전에 먼저 음식에서 얻을 수 있는 영양을 최대한 골고루 섭취해야 한다. 만약 음식만으로 부족하다면 믿을만한 영양제를 통해서라도 보충하는 것이 좋다.

5. 비타민, 미네랄 채울 수 없다면 먹어라

내 몸에 해로운 활성산소를 없애고 독소를 배출하려면 먹을 것에 신경 써야 한다. 요즘은 웰빙시대이다. 이제는 건강을 위해 "얼마나 먹을 것인가?"가 아닌 "뭘 먹을 것인가"를 고민해야 한다. 내가 먹은 음식이 내 몸 되고 건강을 유지하는 근원이 되기 때문이다. 단순히 탄수화물, 지방, 단백질 등 3대 영양소가 골고루 들어있다고 해서 균형 잡힌 식단이 아니다. 건강을 위해서는 비타민과 미네랄의 섭취가 매우 중요하다.

현대의 식단은 한마디로 불균형 식단이라고 할 수 있다. 식재료를 재배하는 과정에서 환경호르몬, 발암 물질, 중금속, 항생제, 성장 촉진제 등의 유해한 물질의 함량은 증가하고 비타민과 미네랄이 부족해진다. 이런 불균형한 식단은 세포의 환경을 산화물로 채우게 하고 결과적으로 세포의 염증 반응과 면역 체계의 혼란을 일으킨다. 또한, 장기능을 손상시켜 알레르기성 식중독이나 자가면역 질환을 유발한다. 이때 발생한 자가면역 질환은 장기능을 더욱 악화시키기도 하고, 류마치스 관절염, 건선, 루프스, 쇼그랜 증후군(안구 및 구강건조증)을 비롯하여 아토피와 천식을 일으키기도 한다.

오늘날 인체에 필요한 영양소를 과일이나 채소를 통해 충분히 섭취할 수 있는 사람은 거의 없다. 건강을 유지하려면 60여 가지의 미네랄, 16가지의 비타민, 12가지의 필수아미노산, 3가지의 필수지방산이 필요하다. 이런 영양을 제대로 섭취하려면 하루에 15가지 이상의 다른 식품들을 적절한 비율로 섞어 먹어야 되지만, 현실은 쉽지 않다. 이미 우리 식탁을 점령하고 있는 많은 인스턴트와 육류, 가공식품들은 고른 영양을 채우기에 역부족이다. 한식위주의 식단에서도 적절한 비율로 비타민, 아미노산, 지방산을 섭취하기란 쉽지 않다.

미 국회 상원문서 264호에 따르면, 현재 수백만 에이커에서 경작되는 곡물과 채소에는 미네랄이 충분히 들어있지 않다. 야채나 과일의 다량 생산을 위해 비료를 치고 농약을 뿌리는 땅에서 5년 이상 연작을 하면, 더 이상 유용한 미네랄이 나오지 않는다. 수확할 때마다 농작물이 토양에서 미네랄을 빼앗아가기 때문이다. 농토에서 미네랄이 고갈되는 데는 고작 5~10년밖에 걸리지 않는다. 이래서야 아무리 애써서 과일이나 채소를 먹는다고 해도 영양결핍에 걸릴 수밖에 없다.

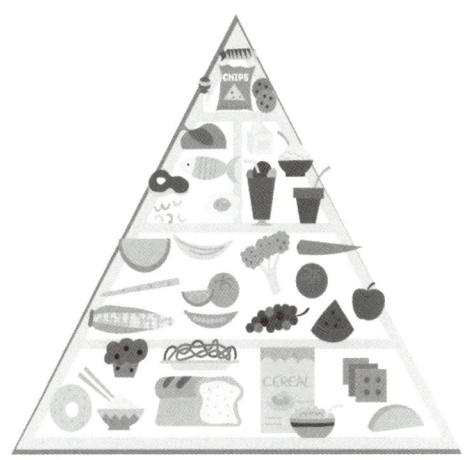

요즘은 과일, 야채, 곡물, 달걀, 심지어 우유와 육류까지도 몇 세대 전 것과 같지 않다. 닥터 월렉은 《죽은 의사는 거짓말을 하지 않는다》에서 1950년대 시금치 1단에 포함된 비타민 C의 영양만큼 얻기 위해서는 시금치 19단을 먹어야 한다고 말한다. 50여 년간 토양의 자원이 고갈된 것이다. 당근 하나에 들어있는 비타민 A의 양도 예전과 같지 않다. 토마토의 경우는 50년 전과 비교했을 때 비타민 A와 칼슘 함량이 절반으로 줄었다.

이처럼 요즘은 음식에서 얻을 수 있는 비타민과 미네랄이 예전에 비해 50% 이상 줄어들었다. 가공식품, 인스턴트, 패스트푸드로 끼니를 때우는 현대인은 50년 전보다 더 많은 양의 과일과 채소를 먹어야 하는데, 현실은 그 반대다. 갈수록 더 심각한 영양 부족상태가 되고 풍요로운 식탁위에 '부자병'이라고 불리는 질환들이 점점 더 늘어나고 있다. 이전보다 먹을 것은 더 많아졌지만, 건강에 필수적인 비타민과 미네랄 등 음식에서만 얻을 수 있는 영양의 섭취는 오히려 줄어들고 있다.

활성산소는 유전자 변형과 세포막을 손상시키고, 세포와 몸의 조직과 기관을 변형시켜 각종 질병을 일으킨다. 비타민은 이러한 활성산소를 없애는 역할을 한다. 이 때 미네랄은 비타민이 제 기능을 할 수 있도록 도와준다. 비타민과 미네랄은 강력한 항산화제다. 말 그대로 활성산소에 저항한다는 뜻이다.

간이 해독작용을 하기 위해서도 비타민과 미네랄은 반드시 필요하다. 비타민과 미네랄은 소량이지만, 몸의 신진대사에 중요한 일을 하고 있다. 이것들이 없으면 우리 몸의 여러 질환이 생기거나 몸의 이상증상을 초래할 수 있다. 또한 비타민과 미네랄은 미토콘드리아가 열량을 에너지로 바꾸는데 필요한 효소역할을 한다.

이토록 중요한 비타민과 미네랄은 우리 몸에서 만들어내지 못하기 때문에, 반드시 외부에서 음식을 통해 얻어야 한다. 미네랄은 음식에 생각보다 많이 포함되어 있지 않아 실제 권장량에 못 미친다. 골고루 먹는다 해도 꼭 필요한 필수 아미노산과 미네랄을 얻지 못하고 있다. 특히 수용성 비타민은 주로 데치거나 열로 가하게 되면 모두 파괴되기 때문에 필수아미노산, 비타민, 미네랄을 따로 챙겨먹어야 한다.

의학박사 하병근은 어린 시절부터 온갖 감염성 질병에 시달렸다. 콧속에 염증이 떠나지 않았고, 조금만 걸어도 숨이 찼다. 전국의 명의와 좋다는 약들을 찾아 헤맸지만, 아무런 차도가 없었다. 결국 그는 의사가 되어 자신의 병을 고치겠다는 기대감으로 온 힘을 다해 공부했고, 서울대학교 의사가 되었다.

한국에서 답을 얻지 못하고 연구를 거듭하던 그가 미국에 유학까지 가서 발견한 것은 비타민 C였다. 그 어떤 치료제에도 듣지 않던 몸이, 숨이 차오를 때 입안에 털어 넣은 고용량의 비타민 C 분말과, 강력한 항산화 물질인 글루타치온 생성물질 NAC(N-Acetyl Cysteine)에 반응을 보이기 시작했다. 당시 미국에서는, 이미 비타민 C와 NAC를 비롯한 여러 항산화제가 난치성질환의 환자들을 도울 수 있다는 연구결과가 나와 있었다. 격무와 의료사고에 시달리며 2012년, 46세의 일기로 세상을 떠나기까지 그는 비타민 C의 효능을 세상에 알리기 위해 책을 써내려갔다.

음식만으로 비타민과 미네랄의 권장량을 채우기는 힘들다. 이럴 때는 영양보충제가 대안이 될 수 있다. 서울대학교 이왕재 교수는 건강을 유지하려면 아침, 점심, 저녁 식후에 비타민 C 2000mg씩을 먹으라고 권한다.

이 정도의 양을 음식에서 얻으려면 하루에 오렌지 3박스씩을 먹어야 한다. 게다가 이런 영양소들을 건강기능식품으로 먹으면 몸에서 100% 모두 흡수되는 것이 아니고, 실제 흡수율은 50% 정도밖에 되지 않는다. 나이가 들면 신진대사가 떨어지고 흡수율이 저하되기 때문에, 그것을 감안하면 비타민과 미네랄을 권장량보다 더 많이 먹어야 한다.

하지만 비타민, 미네랄 영양제는 만드는 과정에서 화학성분이나 유해첨가물 없이 만들 수 없다. 정으로 단단하게 만들기 위해서는 당장 첨가물이 들어간다. 장기간 섭취하게 되면 아토피가 있는 사람이나 특히 어린 아이들에게 예민하게 반응할 수 있다. 아토피 관리의 여러 가지 조건을 따져보고, 득과 실을 따졌을 때 득이 되는 것을 선택하면 된다. 나는 가능하면 방부제나 합성첨가물로부터 안전한 것을 선택할 것을 권장한다. 아토피 완정법 관리를 하면서 섭취하는 건강식품들은 방부제나 첨가물로부터 안전한 것들이다. 유산균이 좋은 것을 알면서도 맘 편하게 먹을 수 없는 것은 합성 첨가물에 예민한 아토피의 증상 때문이다. 매일 노출되는 수많은 독소들로부터 내 몸을 지키려면 우선 음식을 통해 골고루 영양을 섭취하고, 부족한 비타민과 미네랄은 첨가물로부터 안전한 건강기능 식품으로라도 보충해 주어야 한다. 그래야 아토피로부터 해방됨은 물론, 건강한 노후를 보장받을 수 있다.

6. 모발 중금속 검사로 건강을 진단하자

병원에서 모발 중금속 미네랄검사 후 교정하는 아토피 치료방법은 완정법을 만나기 전 최후의 수단으로 남겨두었던 방법이다. 2007년경 헬스케어 서비스 회사에서 종양전문팀의 상담팀장으로 일하고 있을 때, 현대의학으로 해결할 수 없는 미병을 해결하기 위해 일부 깨어있는 의사들이 이 검사를 진행하였다.

미병이란 두통, 피로, 우울, 수면장애, 소화불량 등 증상은 있으면서 뚜렷한 진단은 내려지지 않는 상태를 말한다. 몸이 아픈데 병원에서 검사를 해도 정상으로 나온다. 이런 경우 모발검사를 하면 최근 3개월간의 내 영양상태와 미네랄, 중금속 오염상태를 알 수 있다. 원래는 암환자를 비롯하여 원인을 알 수 없는 희귀질환이나, 아토피 등을 앓고 있는 사람들을 치료하기 위해 시행하던 검사방법이었다.

우연한 기회에 인연을 맺게 된 모발 미네랄 중금속 검사는 우리나라에서 최초로 특허를 받아냈고, 보건복지부에서 인정하는 검사로 인정받게 되었다. 대부분의 의사들이 처음에 이를 인정하지 않았으며, 알리는 데 수년이 걸렸다고 한다. 검사를 개발하여 우리나라 시스템에 맞게 결과를 산출해내고, 그것을 검증하기까지도 무려 18년이 걸렸다.

이제는, 깨어있는 의료진이나 통합의학을 하는 의료진들이 암이나 아토피를 치료하는데 이 검사를 많이 시행하고 있다. 가격 또한 해외로 보내는 것에 비해 매우 저렴하다. 검사 결과에 미네랄이나 영양대사의 불균형이 있거나 중금속 오염이 있는 경우, 이를 교정하면 몸의 기초를 바로 잡을 수 있다.

얼마 전, 모 방송 다큐 프로그램에서 5명의 엄마를 대상으로 모유의 중금속 검사를 실시했다. 그 중에는 임신 때부터 태아를 생각하여 유난히 먹거리에 신경 썼던 엄마도 있었다. 그러나 검사를 해보니, 5명 모두의 모유에서 중금속 성분이 검출되었다. 이런 유독성 성분들이 우리 몸에 쌓여있으면 만성피로, 알레르기, 효소의 활동저하, 해독력 저하, 파킨슨병 치매 유발, 기형아 출산 유발, 루게릭 병 등의 문제를 일으킬 수 있다. 엄마의 몸에 축적된 중금속 및 환경호르몬이 모유를 통해 아이의 몸으로 들어간다니 비극이 아닐 수 없다.

그렇다고 가장 강력한 면역물질인 모유수유를 포기할 수는 없다. 환경호르몬 노출 문제는 개개인의 노력의 문제가 아니라, 온 지구가 나서서 환경 개선 운동을 해나가야 하는 부분이다. 그러나 친환경 식생활로 서서히 바꾸어 나가면, 개인적인 차원에서도 어느 정도 개선이 가능하다. 특히 클로렐라는 중금속을 배출하는 도움을 주기 때문에, 중금속의 축적을 예방할 수 있다.

모발 미네랄 중금속 검사는 아토피 관리에도 큰 도움이 된다. 수은이나 납, 알루미늄, 카드뮴 등은 특히 아토피 환자에게서 나타날 수 있는 중금속들이다. 아토피 아이들이 칼슘, 인, 아연 등의 불균형이 있는 경우에는 알루미늄이 높게 나타났다. 알루미늄은 예방접종약에 쓰이는 방부제 성분이기도 하다. 또, 갓 태어난 아기에게 납이 있다는 것은 엄마에게 받은 것이다. 대퇴골 쪽에 축적된 유해성분들이 임신 후 본능적으로 내가 살기 위해 태반을 통해 아기에게 전달되고, 출산 후 엄마가 검사했을 때 나타나지 않는다. 아토피는 아니지만, 가끔 아연 결핍으로 피부의 증상이 심할 경우 아연을 교정하면서 피부가 좋아지는 사례도 있다. 아토피 완정법을 시작하기 전, 검사를 하고 그에 맞는 교정을 하면서 호전된 사례는 이외에도 많다.

아토피라고 모두 다 이 방법이 맞는 것은 아니다. 의학적으로 설명할 수 없는 원인도 많기 때문에 절대적이라고는 말할 수 없다. 하지만 명확하게 미네랄 불균형이나 중금속 오염, 대사의 이상이 원인이라면 그것에 대한 교정을 하고 피부 관리를 하는 것이 올바른 방법이다.

교정 후 중금속이나 독소배출을 진행하면서 면역체계를 바로잡아주면 피부가 호전되는 속도는 더 빨라진다. 예전에는 아토피 완정법으로 피부의 증상이 명확하게 호전되었음에도 불구하고, 그것을 검증할 방법이 없었다. 이제는 다행히 모발 미네랄 중금속 검사 덕분에 고객이 검사를 해보고, 전 후 결과를 비교할 수 있는 방법이 생긴 것이다.

  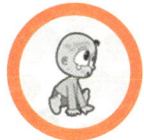  
   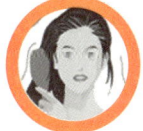 

모발검사가 필요한 경우

9세 강현(가명)이는 아토피가 있는데다 수년간 키도 잘 크지 않아 고민이 많았다. 강현이의 모발 중금속 미네랄검사 결과는 충격적이었다. 수은과 알루미늄이 초과로 나왔고 나트륨, 칼슘, 아연, 인, 철이 낮게 나왔고, 마그네슘이 높게 나왔다. 키 성장과 관련된 수치들은 모두 비정상이다. 혈액검사로는 비정상으로 나오지 않았던 것들이 모발검사로 자세하게 나왔다. 최근 3개월간의 부실한 영양상태가 한 눈에 보였다.

그동안 키를 크게 하기 위해 한의원도 갔었고, 키 성장 영양제도 먹었고, 성장 마사지도 해봤지만, 모발검사 결과 그러한 노력들은 모두 무의미했음을 알게 되었다. 성장에 필수적인 성분인 칼슘, 아연, 인 등이 채워지지 않는데 키가 클 리가 없었다.

이 검사를 하지 않았다면, 강현맘은 문제점을 알지 못하고 계속 스트레스 받아가면서 다른 방법들을 찾았을 것이다. 모발검사에서 부족으로 나온 영양들을 음식으로 섭취할 수 없는 경우에는 영양이 다양하고 풍부한 노니주스(Noni juice), 클로렐라(Chlorella), 시지에프(Chlorella Growth Factor-CGF) 등으로 보충해 주면 된다. 모발검사 후 결과에 따라 교정하게 되면 아이들은 평균 3개월 후 재검사를 하게 되고, 성인은 6개월 후 재검사를 한다. 교정을 하면 3개월 내에 성장속도도 전보다 훨씬 빨라진다.

이 세상에 아토피 자연치유법 완정법을 알린 지 10년이 다 되어가지만, 아직 우리나라에서는 자연치유법이 인정받지 못하고 있다. 매년 나의 꿈 리스트에는 "통합의학의 뜻을 함께하는 뜻이 통하는 의사, 한의사를 만난다"라는 항목이 있다. 모발 미네랄검사로 인해 인연을 맺게 된 '임상통합의학 암학회'는 환자의 중심에서 치료를 해나가는 깨어있는 의사들이 함께하는 단체이다. 아토피맘으로서 이런 의사들이 많아진다는 것은 무척이나 반가운 사실이다. 그 분들로 인해 좀 더 과학적이고 전문적인 방법을 통해 아토피 치유법이 널리 알려지게 되길 오늘도 소망한다.

7. 하루 2리터의 물이 피부를 살린다

'물만 바꿔도 아토피가 낫는다'는 말이 있다. 우리 몸의 생명유지 시스템은 70%이상의 물이 있어야 정상적으로 돌아간다. 아기 때는 80%, 성인이 되면서 75%정도로 수분을 필요로 하는데, 물은 생명유지와 직결된다고 볼 수 있다. 물은 세포 안팎에서 순환하며, 세포가 제 기능을 할 수 있도록 매개역할을 한다. 특히 성장기 아이들의 몸은 세포가 빠르게 분열하기 때문에 더 많은 양의 물을 필요로 한다. 물을 많이 먹으면 건강에 좋다는 사실을 알면서도 우리는 바쁘다는 핑계로 물 마시는 일을 소홀히 한다. 자신의 하루 일과에서 물을 얼마나 마시는지 잘 생각해 보자. 대부분 커피나 차, 음료로 수분을 보충하며 갈증을 느끼지 못하고 생활하고 있다. 문제는 갈증을 느낄 때만 물을 찾는다는 것이다.

F. 뱃맨 겔리지(Fereydoon Batmanghelidj, M.D.)박사는 《물 치료의 핵심이다》에서 갈증을 느낄 때 물을 마시면 이미 늦다고 말한다. 입안이 마르는 현상은 탈수를 나타내는 마지막 증상이다. 갈증을 느끼기 전에 물을 마시지 않으면 세포가 서서히 말라가고 기능에 이상이 온다. 그 결과 무기력감, 어지럼증, 소화불량, 변비, 피곤함, 두통 같은 증상이 나타난다. 갈증을 느끼기 전에 물을 마셔야 세포의 손상이 오지 않는다. 또한 패디 필립스(P.Phillips) 박사의 〈뉴잉그랜드 의학 저널(New England Journal of Medicine)〉에 의하면 나이가 들수록 갈증을 잘 느끼지 않게 되며, 이는 노화를 촉진시킨다고 한다. 이처럼 물은 생명유지에 필수적인 성분이다.

수분 부족은 아토피에도 영향을 미친다. 피부에 수분을 공급하기 위해서는 보습만으로는 부족하다. 하루에 필요한 물을 충분히 마셔주어야 한다. 물이 순환을 통해 피부나 말초까지 도달하지 못하면 금세 피부가 건조해진다.

또한 물은 체내의 독소를 제거하는 역할도 한다. 피부는 고운 체와 같아서 보이지 않게 수분이 빠져 나가는데, 이때 수분과 함께 노폐물도 빠져 나간다. 간이나 신장 같은 해독기관이나 배설기관이 무리할 경우, 피부는 해독작용을 돕기 위해 더욱 열심히 일하게 된다. 그 증상으로 피부에 발진이 생기는데, 완정법에서 말하는 피부로 독소를 배출하는 증상이 바로 이런 것을 의미한다.

완정법에서는 아토피가 있는 경우 물을 더욱 많이 마시도록 강조한다. 노폐물이 피부로 배출되기 전에 소변이나 대변으로 나가면 피부로 나타나는 발진이 줄어들기 때문이다. 피부로 독소가 배출되기 전에 간과 신장 세포가 제대로 기능을 하도록 돕기 위해서도 물이 필요하다. 세포에 수분이 풍부해야 세포간의 정보를 주고받는 역할과 항상성이 유지되고, 자연 치유력의 힘을 제대로 발휘하게 된다. 세포 안과 밖에서 서로 소통하면서 영양분을 처리하고 노폐물들을 배출시키면, 아토피든 질환이든 생길 일이 없다. 모든 자연치유의 기본은 세포가 정상적인 기능을 하도록 만들어 주는 것으로 집결된다.

몸에서 수분을 조절하는 총 책임자는 히스타민이다. 적당한 히스타민은 세포에게 물과 영양분을 가져다주고, 외부 세균이나 바이러스로부터의 몸을 지키는 역할을 한다. 수분이 부족하다고 인지하게 되면 정상으로 돌아가려는 몸의 항상성에 의해 히스타민을 과도하게 방출하게 되는데, 이

때 천식이나 아토피, 알레르기 증상이 나타난다. 이러한 증상은 충분한 수분이 공급되면 히스타민이 억제되어 저절로 사라지게 된다. 인위적으로 항히스타민제를 먹기 전에 수분보충이 우선이다.

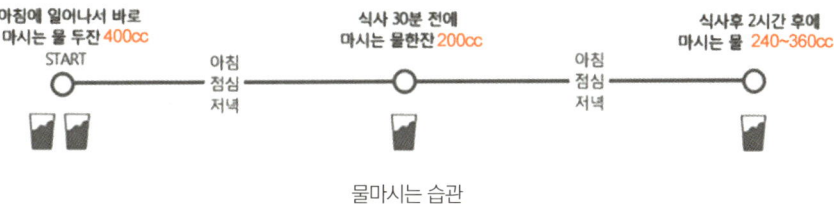

물마시는 습관

그렇다면 하루에 먹는 물은 얼마의 양이 적당할까? 성인을 기준으로 2.6L 정도이다. 호흡이나 대소변, 분비물을 통해 하루에 2.6L 정도의 수분이 순환하며 빠져나간다. 음식으로 섭취하는 수분의 양은 1L 정도이므로, 적어도 1.6L 이상의 물을 마셔야 필요한 수분이 채워진다. 보다 자세히 알고 싶으면 자신의 몸무게에 33ml를 곱하면 된다. 예를 들어 몸무게 50kg의 성인이 음식으로 섭취하는 수분 외에 하루 필요한 물의 양은 최소 50x33ml=1650mL이나.

물은 첨가물이 섞이지 않은 순수한 물을 먹어야 한다. 커피, 차, 음료, 술, 주스 등에 포함된 수분은 이뇨작용이 일어나 오히려 수분을 더 잃게 될 수 있다. 또한 소화, 흡수하는 과정에서 에너지를 더 쓰게 되면서 더 많은 물을 필요로 하게 된다.

물 마시는 습관을 들일 때는 자연치유법인 니시요법에 따르도록 설명한다. 아침에 눈뜨자마자 밤새 말랐던 몸에 수분을 공급해주는 것이 좋다. '자 이제 일어나 일할 시간이야, 오늘 하루도 부탁해'라는 신호를 보내며

내 몸을 깨우는 것이다. 기상 직후 1~2컵을 마시고 아침, 점심, 저녁 식사하기 30분 전에 1~2컵을 마신다. 식사하고 나서 2~3시간 지난 후 1컵을 마시고, 그 외 시간은 30분에 한 번씩 수시로 마셔준다. 식사 전후만 해도 200ml 씩 총 1,200ml가 되니, 하루 수분량을 채우는 것이 크게 어렵지 않다. 물은 하루 필요량보다 더 오버해서도 안된다. 수분 과잉이 되면 저 나트륨혈증 같은 전해질 불균형으로 인한 심각한 증상이 나타날 수 있다.

아토피가 있을 때 최고의 습관은 수시로 물을 마시는 것이다. 그러나 물만으로 아토피가 좋아진다는 업체들의 홍보에 속지 말아야 한다. 많은 사례들을 지켜보며 내린 결론은 물만으로 아토피가 좋아지기를 기대할 수는 없다. 심한 아토피가 좋아지기에는 시간도 많이 걸리고 쉽지 않다. 영양을 공급하거나 자연치유법을 기반으로 할 때, 물은 시너지를 줄 수 있다. 피부에 수분을 공급하기 위해서는 보습만으로 부족하다. 충분히 물을 마셔주어야 순환작용을 통해 수분이 피부까지 도달한다. 또한 수분 섭취가 충분하지 않은 상태에서 음식을 먹으면, 혈액이 농축되어 끈끈해지고 알레르기 반응이 더 예민하게 나타난다. 순수한 물을 하루 권장량 이상 섭취하는 습관을 들인다면, 그 어떤 건강기능 식품보다도 건강에 도움이 된다.

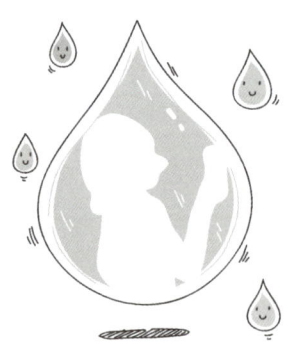

8. 물! 그 한마디만으로도 가슴 아픈 이야기

물이라는 말만 들어도 심장이 두근거리고 가슴이 답답해지는 사건이 있었다. 잘못된 것은 바로 잡아야하기에 오랜 침묵을 깨고 진실을 밝히려 한다. 예전부터 수많은 물장수들이 환자들을 상대로 물의 중요성을 어필 해왔다. 각종 이론과 특별한 물로 가장하여 병을 고칠 수 있다고 유혹한다. 나는 그 누구보다 물의 중요성을 알고 있어 써보지 않은 물이 없다. 아이의 아토피를 위해 알카리이온수기(170만원)를 써봤고, 아토피가 좋아진 후에는 유명브랜드의 생수에서 대장균이 검출되었다는 뉴스를 보며 신뢰할만한 물을 계속 찾았다. 아토피가 좋아진다는 워터** 브라운 가속기(150만원)를 사용해봤고 욕실, 주방, 세탁기에 이온수기도 세팅(100만원) 했다. 그 외 한창 붐을 일으킨 수소수, 수소수를 입힌 섬유, 깊은 산 청정지역의 생수제품까지 좋다는 물은 다 써봤다. 물이 중요하기에 좋다고 하면 가격이나 물불가리지 않고 테스트 했다.

커뮤니티를 운영하면서 접하게 된 물 업체들은 한결같이 명확한 근거 없이 아토피가 좋아지는 것을 강조했고, 회원들이 시험대상이 되어주기를 원했다. 어느 날 워터** 물 업체가 찾아왔다. 처음 물을 먹었을 때 목 넘김이 부드러웠다. 직수정수기이며 강력한 자석으로 물 분자를 잘게 쪼개 몸에서 흡수가 더 잘되고 아토피가 좋아진다고 했다. 뱃맨겔리지 박사의 물에 대한 이론을 설명하며 마치 그 박사가 브라운가속기 이론을 뒷받침 하는 것처럼 이야기했다. 누구보다 깐깐하게 제품을 검수하던 나였지만 나보다 물에 대해 더 전문가라고 생각했고, 이론적인 근거가 바탕이 되었다고 생각했다. 작은 물 분자 사진을 요청했으나 없다고 했고, 나름 근거자료를 확인한다고 했지만 말로만 듣고 근거 이론을 문서로 확인하지 않았던 것이 나의 치명적인 실수였다.

물은 매우 큰 물 분자 집단을 이루고 있는데, 강한 자석으로 인해 물 분자가 깨져 작은 물이 되면 세포막을 통해 세포 속으로 잘 들어가 생리활성이 촉진되기 때문에 작은 물이 몸에 좋다는 이론이 있다. "작은 물집단의 자유로운 분자운동을 하는 물이 좋다"는 견해는 1964년 한국의 전무식 박사와 미국의 아이링 박사가 공동으로 발표했지만, 아이러니컬하게도 전무식 박사는 더 이상 작은 물이 좋다고 주장하지 않는다. 전무식 박사의 최신 이론은 육각수의 비율이 높을수록 치밀한 구조가 형성되어, 점도가 높아진 물이 높은 생체보호 효과를 낸다는 것이다. 자유로운 물 분자 운동을 브라운 운동(brownian motion)이라고 한다. 핵심은 브라운 운동을 촉진시켜 물 입자를 작게 만드는 것보다 구조가 치밀한 것이 좋은 물이라는 것이다. 사건이 있은 후 워터**가 주장하는 아토피가 좋아진다는 이론에 대해 알아보기 위해 지인 의료진들을 동원해 조언을 구했다. 의사, 약사, 한의사 외 관련 전문가들에게 의견을 구하고 관련된 논문을 찾았다. 그러나 그 어떤 의사도, 전문가도 워터** 물로 아토피가 좋아진다는 이론에 수긍하거나 이해하는 사람은 없었다. 꼭 워터** 물이 아니어도 물을 많이 마시면 아토피에 도움이 된다. 그들의 문제는 워터** 물이어야 한다는 것이다. 이 시대의 봉이 김선달과 같다. 결론은 워터** 브라운 운동의 잘게 쪼개진 물이 흡수율을 높인다는 막연한 이론은 있으나, 아토피나 각종 질병에 영향을 미친다는 과학적인 근거는 찾을 수 없었다. 물로 아토피가 좋아진다는 말은 정말 위험한 마케팅이었다.

완정을 하는데 물 섭취가 필수이기에 몸에 해로울 것이 없고, 물이 아토피가 좋아지는 것에 대해 시너지를 줄 것으로 기대하며 체험단과 공구(공동구매) 제안을 받아들였다. 공구 조건은 수입제품의 원가가 비싸다는 이유로 수익이 별로 없었다. 좋은 물이라면 마진이 없더라도 회원을 위한 일이라 생각하고 물 공구를 시작했다. 대신 완정에서만 구매할 수 있는 제품으로 만들어 워터** 회사명은 드러나지 않게 하고 물 관리 상담은 그 회사 직원이 하기로 했다. 물을 잘 챙겨먹으면서 더 좋아지기도 하고 완정을 마무리하기도 했지만, 완정으로 오래 걸리는 아이들이 물만으로 쉽게 좋아질 수 없는 법! 물 관리로 들어간 회원들에 대한 관리가 소홀한 틈을 타 물 업체는 물만으로도 좋아지는데 완정제품 때문에 좋아지지 않는다며 모든 완정 제품을 중단하게 했다.

여러 명의 회원에게서 물만 먹게 했다는 이야기를 들었을 때는 이미 상황이 심각해 진 뒤였다. 물 업체는 회원관리를 하면서 라포(rapport)를 형성해 완정에 대한 나쁜 인식을 심어주고 자신들의 회원으로 만들어 놓았다. 또한 회원관리를 위해 단체문자를 보내면서 워터**라는 브랜드를 모두가 알게 했다. 직원이 개인 쪽지를 통해 같은 아토피 엄마인 것처럼 공감하며 마치 완정을 하면 후회할 것처럼 동요시키고 워터** 물을 권했다. 약속을 지키지 않았고 최소한의 상도조차 없었다. 뭘 해도 안 되던 아이가 완정으로 빠르게 좋아진 정*맘은 완정 예찬론자였다가 심한 고비를 넘기고 거의 좋아진 상태에서 물을 먹고 마무리하면서 물 예찬론자로 돌변했다. 그 아이가 좋아진 과정 일지는 그대로 보관되어 있다. 업체에서 어떤 보상을 받은 것이 아닐까 추정될 정도로 정*맘은 회원에게 대화를 걸고 쪽지를 보내 물을 유도하는 행동을 지속했다. 왜 이런 일이 일어났는지 물었을 때 워터** 대표의 주장은 아토피는 과면역 상태인데 영양제로 과잉면역을 만들면 오히려 더 낫지 않다는 무지한 답변을 했고, 그런 식으로 회원들에게 전달했던 것이다. 완정은 면역 과잉을 시키는 것이 아니라 고른 영양공급과 면역력이 제 기능으로 돌아와 이겨내게 도와주는 것이다.

엄마들이 채팅을 통해 안티를 형성하고 부정적인 분위기로 몰아갔다. 물만으로 쉽고 편하게 좋아지는 것을 쓸데없는 돈 써가며 힘들게 했다는 것이다. 나는 아토피를 이용해 돈을 벌어먹는 악덕업주가 되어 있었다. 물 업체의 물을 유도하는 쪽지나 개인대화 접촉을 통해 많은 회원들은 완정을 포기하고 떠나갔고, 새로운 회원까지 그곳으로 끌어들이면서 당시 카페는 2007년 처음 시작하던 상태로 돌아간 듯했다.

그런 뒤 그쪽에서 먼저 공구를 그만하자고 했다. 아직도 그 업체는 완정을 음해하고 다닌다. 한참 뒤에 안 사실이지만 몇 명의 엄마들이 모여 소송을 하자는 이야기까지 나왔다고 한다. 아토피가 좋아진다고 했다고? 물로 좋아지는데 완정으로 돈을 쓰게 했다고? 심한 고비 아이를 힘들게 했다고? 나는 결코 "아토피가 좋아진다"라는 직접적인 표현을 하지 않는다. 치료라는 말조차 쓰지 않는다. 당시 물 공구를 한 아이들은 정석대로 관리하지 않았거나 스테로이드를 많이 썼거나 기질이 심한 아이들이었다. 당연히 오래 걸릴 수 있다. 전 세계적으로 해답이 없는 아토피를 스테로이드로도 안 되어 이곳까지 왔는데, 그 힘든 탈스(탈스테로이드)의 고비를 넘기게 도와주었고 약을 쓰지 않고 지낼 수 있게 되었음에도 불구하고 물로 좋아졌다고 소송을 한단다. '죽어가는 사람 살려냈더니 내 보따리 내놔라'하는 격이었다.

준*이는 완정으로 많이 호전되었고 끝에 두드러기가 올라와 고민하다 물을 먹으면서 마무리된 아이다. 두드러기는 나쁜 음식이나 알레르기식품을 먹었을 때 나타나고 그 사람의 문제다. 두드러기에 물은 천연 항히스타민제로 물을 더 많이 챙겨먹으면서 당연히 좋아졌다. 그런데 갑자기 안티 엄마들의 대표인 것처럼 카페에 매번 공격적인 글과 부정적인 마음을 표현하기 시작했고, 내가 올린 정보 글에도 독재자로 군림한다는 악의적인 댓글을 달았다. 사랑과 감사와 격려만 넘쳐나던 카페가 삭막한 분위기로 바뀌었다. 보다보다 안 되겠다 싶어 규정에 의해 강퇴를 시켰다. 평상시 나라면 대화로 문제를 풀고 해결하려고 했을 텐데 회원들에 대한 실망감과 상처가 너무나 컸기에 그런 노력조차 하고 싶지 않았다. 나의 잘못은 그때 진실을 밝히고 오해와 문제를 풀었어야 하는 것이다. 의사가 아니라는 이유로 당하기만 하는 모든 상황이 싫어 피해버린 것이다.

강퇴를 당한 뒤 준*맘은 딱 자신이 아는 만큼 짧은 지식과 잘못된 정보로 완정에 대한 부정적인 글과 물이 좋다는 식의 안티 글을 올리고 물로 유도했다. 그 글에 한 명, 두 명 부정적인 댓글이 더하면서 온라인에 떠다닌 지 3년이 되었다. 한 개인의 잘못된 의견이 후기라는 이유로 완정을 하려고 고민하는 사람들을 돌아서게 했고, 회복할 수 있는 기회와 희망을 잃게 만들었다. 그것으로 인해 마음이 무거웠지만 꼭 필요한 사람은 할 것이고 만나야 할 사람은 만날 것이라 생각했다. 부정적인 글로 인해 완정의 진심을 보지 못한다면 내가 도움 줄 사람이 아닌 것이다.

문제는 나 자신이었다. 이런 일들이 벌어질 때까지도 나는 정말 아무것도 한 것이 없다. 그들과 만난 적도 없고 초기상담 외 대화나 개인적인 소통을 한 적도 없다. 내가 무엇을 잘못했을까? 완정제품을 판매한 죄? 수익도 별로 안 되는 물을 더 도움 되라고 공구한 죄? 상담하는 매 순간마다 진심이 아닌 적이 없었다. 아토피가 힘들고 아프다는 것을 그 누구보다 잘 알기에 완정법을 하건 안하건 전심을 다해 상담해 주었고 내 모든 지식과 정보를 주려고 애썼다. 지금까지 살아오면서 사람들에게 싫은 소리 한번 하지 않고 듣지 않고 살아왔다. 진실이 아닌 일로 나를 알지 못하는 세상 사람들에게 욕을 먹고 판단되는 것은 견딜 수 없는 고통이었다. 네이버나 인터넷 구제센터에도 요청해보았지만 개인의 권리라며 법적 소송을 권했다. 사랑했던 회원들에 대한 배신감과 실망감으로 심각한 좌절에 빠졌고, 열정과 자신감을 잃어버렸다. 사람에 대한 두려움과 무기력으로 상담도, 알리는 일도 할 수 없었다. 그 어렵다는 IMF때도 꾸준히 성장하던 피부완정연구소가 점점 죽어갔다. 좋아하는 일을 할 수 있어 행복하고 감사하던 때가 있었지만, 이 일을 안 하면 안 되냐고 하나님께 생떼를 부렸다. 지난 3년간 기도하는 나의 눈에 눈물 마를 날 없었고 지독한 마음의 병에서 헤어 나오지 못했다.

그 와중에 완정과 전혀 상관없는 한 사람은 자기 멋대로 계산하여 완정을 하면 500만원이 넘는 돈이 든다는 기가 막힌 글을 올려놓았다. 완정을 상술로 취급하며 블로그 인기몰이를 했다. 자신들의 소욕으로 쓴 글이 한 사람을 죽일 수도 있다는 것을 그들은 알고 있을까? 해결하려는 의욕조차 생기지 않아 손을 놓고 있었다. 업계에 영향력이 있는 지인들은 소송을 권했고, 법계통의 지인은 소송할 때 확실한 도움을 주겠다고 했지만 나는 소송을 선택하지 않았다. 언젠가 진실은 드러난다고 믿고 당시 물에 대한 사실도 억울함도 공지하지 않았다. 누군가에게 상처를 주면 그보다 더한 것을 돌려받을 수 있다. 얼마의 시간이 지난 뒤 물로 떠났던 극성엄마가 물로 아토피가 좋아지지 않자 그곳을 한바탕 뒤집었다고 한다. 또 어떤 엄마는 물로 갔다 더 심해졌다며 다시 돌아왔다. 강호도 그 물을 꾸준히 먹고 있었지만 중간에 아토피가 올라온 적이 있다.

고난의 시간 끝에 나에게 주신 하나님의 말씀은 로마서 12장 "너희를 박해하는 자를 축복하라 축복하고 저주하지 말라 아무도 악을 악으로 갚지 말고 모든 사람 앞에서 선한 일을 도모하라 내 사랑하는 자들아 너희가 친히 원수를 갚지 말고 하나님의 진노하심에 맡기라 기록되었으되 원수 갚는 것이 내게 있으니 내가 갚으리라고 주께서 말씀하시니라"였다. 그분의 뜻은 내가 더 낮아지고 낮은 자의 자리에서 섬기는 것이었다. 그제서야 나의 잘못을 회개하는 시간을 거치며 자유함과 평안을 얻었고, 내가 할 수 있는 일은 사랑하는 마음으로 그들을 불쌍히 여기고 긍휼을 베풀어달라고 기도하는 것 밖에 없었다.

이제 와서 사건의 전말을 알리는 이유는 소송하는 것이 그들을 용서하지 않는 것이 아니고, 용서는 했더라도 진실을 밝히거나 해명은 해야 한다는 깨달음을 주셨기 때문이다. 그러나 소송은 정말 하고 싶지 않았다. 그래서 소송이 아닌 책을 통해 진실을 밝히고, 적어도 이 글을 읽는 사람들만이라도 선택의 순간에 진심을 보는 눈을 가질 수 있기를 바라는 마음이다.

9. 마이크로바이옴 아토피의 새로운 패러다임

'마이크로바이옴'이란 미생물 유전체 전체를 뜻한다. 마이크로바이옴은 체중의 1~3%를 차지하는 것에 불과하지만, 중요한 면역작용에 관여하고 약물에 대한 반응을 조절하며, 신진대사에 큰 영향을 주기 때문에 치료제 개발을 목표로 가장 각광받는 연구 분야다. 의료 선진국들은 환자들의 장내 미생물(마이크로바이옴) 생태계를 회복하기 위해 오픈 바이옴이라고 하여, 미국 대학병원에서 건강한 사람들의 대변을 환자들에게 직접 이식하는 치료를 하기도 하고, 일본은 장내 유익균종의 다양성을 확보하기 위해, 건강인들의 대변에서 특정 혐기성균들을 채취한 뒤 배양 후 다시 항문을 통해 장으로 주입하는 치료를 하는 것으로 특허를 내기도 했다. 2015년 고려대학교 의과대학 김희남 교수팀은 장내에 존재하는 미생물들로부터 아토피가 유발되는 메커니즘을 밝혀 장내 미생물의 근본적인 치료 가능성을 제시했다.

일반적으로 병원에서 하는 장내 미생물 검사는 유익균인 락토바실러스와 비피도박테리움 2종과 유해균인 클로스트리디움 1종만을 체크하는 간단한 검사다. 장에는 수많은 균종이 존재하는데 3가지 균종 검사만으로 장내미생물을 분석하는 건 스크린 테스트(screen test)에 불과하다. 그러나 NGS 마이크로바이옴 장내미생물 검사는 차세대 염기서열 분석법(Next Generation Sequencing, NGS)을 통해 환자의 장내에 존재하고 있는 전체 유익균, 중간균, 유해균의 균수와 비율을 검사함으로써 장 건강이나 아토피 연관성 여부를 알 수 있고 기존의 방법보다 빠르고 정확하게 검사한다. 예를 들어 우리 동네에 성이 다른 사람이 많이 살고 있지만 김씨, 이씨, 박씨만 조사하는 것이 전자라면 모든 성씨를 다 분석하고 전체 인원수를 파악하는 것이 NGS분석법이다. 대학병원에서 암 환자나 희귀 질환의 연구 및 치료를 위해 검사를 하고 있지만, 고가의 검사 비용과 결과에 대한 대안이 없어 활발하지 못했으나, 최근 아토피와 장내 미생물과의 관계 이론들이 밝혀지면서 아토피 치료의 새로운 패러다임으로 시작되었다.

변을 채취하여 장내 마이크로바이옴 검사를 하는 목적은 장 건강 상태와 어떤 균종이 부족하거나 많은지 알고 건강관리를 하기 위함이다. 아토피 환자를 대상으로 협력병원을 통해 NGS분석법으로 성인 및 유소아 아토피 환자 100명 이상의 장내 미생물 검사를 실시했다. 아토피성 피부염이 있는 환자는 정상인에 비해 균수나 유익균, 유해균 비율이 뚜렷한 차이를 보였다. 대변을 정상으로 보고 있음에도 불구하고 많은 균종이 부족했다. 건강한 사람들의 장내 미생물의 균종은 680종 전 후인데 검사 결과 300종대가 27%, 400종대가 60%, 500종대는 13%로 100% 유익균종의 부족으로 나타났다. 400종대만 해도 유익균의 균종은 심하게 부족한데 300종대는 아토피를 떠나 장내 회복이 시급하다. 정상 범위인 680종 전 후는 0%로 한 명도 없었으며, 500종 이하 유익균종이 부족한 사람은 총 87%였다. 10~20종만 부족해도 1종당 부족한 개수가 엄청난데 100종 이상의 부족은 심각한 상태다. 아토피가 있다면 누구나 균종과 균수가 부족하다는 것을 입증하는 충격적인 결과다. 강호의 경우는 429종이 나왔다. 변도 잘 보고 장의 문제가 전혀 없었는데 예상을 벗어난 결과였다. 항생제 한 번 복용으로도 손상된 장내 미생물 회복이 3개월 이상 걸리니 올바르지 않은 식생활 습관이나 타고난 알레르기 기질의 문제로 추정할 수 있다.

업체나 제약회사들의 전략적인 마케팅으로 프로바이오틱스 제품은 대중화가 되었고 처방을 받으면 더 저렴하게 먹을 수 있다. 아토피 관리 상담을 해보면 아토피에 유산균이 좋다는 이야기만 듣고, 자신에게 어떤 유익균이 부족한지 유해균이 많은지 어떤 균종을 포함한 제품인지 알지 못한 채 수개월 또는 수년 동안 프로바이오틱스 제품을 섭취한 후에 피부완정연구소로 찾아온다. 나는 장기간 섭취했는데도 별다른 변화가 없다면, 아토피가 개선되는 목적이나 장내 유익한 변화를 기대하는 것이 어렵다고 설명한다.

프리바이오틱스(Prebiotics)는 유산균이 장내에 잘 생존할 수 있도록 도와주는 제품이고 프로바이오틱스(Probiotics)는 유산균 그 자체를 가지고 만든 제품이다.

프리바이오틱스나 프로바이오틱스를 섭취하는 목적은 장속의 흐트러진 미생물의 균계를 바로잡아 발란스를 맞추고 정상화시켜 장으로 인한 면역시스템의 문제를 해결해 주기 위함인데, 장에 도움은 되지만 질환이나 장내 균형을 개선하기 위한 수단으로는 부족하다. 프로바이오틱스가 붐을 일으킨 이래 수년을 거쳐 오면서 아토피의 호전이 어렵다는 것은 이미 학계에서 입증되고 있다. 이제 프로바이오틱스의 시대는 지나갔다.

최근에는 프리바이오틱스에 프로바이오틱스를 배양함으로서 만들어진 대사산물을 이용하여 만든 포스트바이오틱스(Postbiotics)가 각광받고 있다. 포스트바이오틱스는 제품 내에 유익균이 만들어 낸 생리 활성화된 좋은 물질들이 존재하고 있기 때문에 섭취 시 장에서 유익한 결과물이 바로 나타나며 흡수가 용이하고 면역력을 높여준다. 시판되는 프로바이오틱스 제품은 대표적인 특정 유익균 수가 수천억, 조 단위까지 얼마나 많은가에 포커스가 맞춰져 있으나 완정의 업그레이드 된 포스트바이오틱스 제품은 40종 이상의 다양한 균종을 포함하고 있는 것과 단쇄지방산에 주목해야 한다. 장에 도움이 되려면 부족한 다양한 균종을 채워줄 수 있어야 하고 유익균 종의 대사산물인 단쇄지방산이 많아야 한다. 문헌으로 확인된 프로바이오틱스의 유익성은 단쇄지방산의 생성, 발암물질을 활성화시키는 효소의 활동 억제, 항산화 효과, 장벽 강화 효과(barrier effect), 면역 밸런스 촉진제인 유익균 보조제 역할 등이 있다. 최근 가장 핫한 이슈는 단쇄지방산(짧은 지방사슬)이다. 예를 들어 아기가 모유의 성분인 갈락토 올리고당(프리바이오틱스)을 먹은 후 장내미생물들이 그것을 먹고 만들어낸 대사산물을 단쇄지방산이라고 한다. 뷰티릭산, 프로피온산 등이 단쇄지방산의 일종인데, 이 물질이 중요한 이유는 장벽을 튼튼하게 만들어 장의 균열이 없어지고, 장벽의 염증도 없애주기 때문이라고 보고되고 있다. 장내 균열이 생기면 독소나, 소변, 대변으로 빠져나가야 할 물질이나, 알레르기 유발 성분들이 장을 통해 혈액으로 들어가게 된다. 반대로 장이 튼튼하면 알레르기 물질이 혈액으로 들어가지 않아 음식의 알레르기 반응이 없거나 줄일 수 있다. 단쇄지방산은 여러 가지 좋은 역할을 하지만 식이섬유와 좋은 종균에 발효시켰을 때만 나오는 물질로 흔히 제품에서 찾아보기는 힘든 성분이다. 완정의 포스트바이오틱스는 암환자들의 면역증강 물질인 고가의 베타글루칸과 천연 배지 및 유익균 먹이로 인해 수십 배 이상 다량의 단쇄지방산을 함유하고 있다. 병원에서는 류마티스성 관절염, 자가면역질환, 희귀질환, 암환자 등에게 10년 전부터 공급되어 왔지만 아토피를 위해 한 단계 업그레이드 된 포스트바이오틱스는 피부완정연구소가 유일무이하다. 단순히 유산균이라고 표현하기엔 부족하다.

포스트바이오틱스의 또 다른 강점은 뇌와 정신건강에 도움을 준다는 것이다. 장내 미생물과 뇌와의 관계 이론에서 세균이 전혀 없는 쥐에게 건강한 쥐의 미생물을 넣었더니 뇌의 활동을 돕는 세로토닌 분비가 늘었다. 반면, 일반 쥐에 장내 미생물을 모두 없앴더니 세로토닌 분비량이 다시 줄어든다는 것을 발견했다. 이를 통해 장내 미생물은 결장 및 혈액에서 세로토닌을 조절하는 뇌 시스템 조절 역할을 한다고 보고되었다. 장내 미생물과 뇌의 연관성은 아토피로 인한 우울증, 마음의 상처, 자존감 저하 및 감정의 기복, 자폐증, ADHD 같은 뇌질환이나 정신질환 치료에 도움을 주는 것이 증명되었다. 또한, 제품으로 만들어 지기 전 배양물질 원액으로 한국 분석시험연구원(KATR)에서 항염, 항암작용, 세포 독성 실험을 했다. 그 결과 위암세포는 1시간 후 사멸하는 결과를 보였고 원액을 100배 희석하여 실험을 했음에도 불구하고 그 어떤 물질보다 강력한 항염작용을 한다는 결과가 나왔다. 아토피로 인한 피부의 염증에 도움이 될 수 있다는 뜻이다.

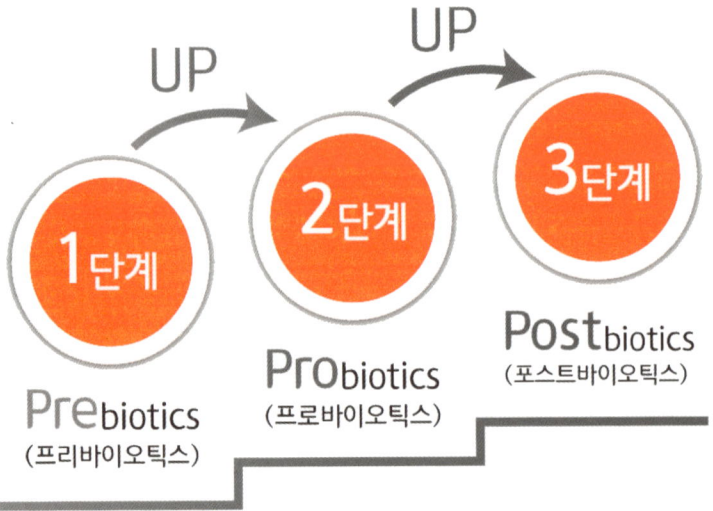

나는 단쇄지방산을 다량 함유한 포스트바이오틱스가 아토피에 도움이 된다는 연구 문헌들을 확인한 후, 실제 효과의 검증을 위해 1년 동안 섭취 결과를 지켜봤다. 면역력이 약한 경우, 알레르기 기질이 심한 경우, 스테로이드의 장기간 사용한 경우, 탈스가 잘 안 되는 경우, 이유 없이 완정이 오래 걸리는 경우, 장이 좋지 않은 경우, 아기의 주식인 우유 알레르기 반응이 심한 경우, 음식 알레르기 반응이 심한 경우, 피부 관리를 할 수 없는 상황인 경우, 균종의 불균형이 있거나 부족한 경우 등에 포스트바이옴(포스트바이오틱스)을 공급했다. 그 결과 아토피가 호전되거나 더 빠른 시너지를 주는 결과가 나타났고 성인의 경우에는 완정 식품과 포스트바이옴만으로도 탈스와 피부의 호전이 보인다는 것을 확인했다. 당장 많은 회원들에게 공급하고 싶었지만, 대량으로 만들어 내는 타제품과 달리 사람의 손으로 일일이 배양해야 하는 번거로움 있고 공급 물량의 한계가 있었다. 포스트바이옴은 가공을 하지 않은 액체로 디지털이 아닌 아날로그 방식으로 만든 슬로푸드다. 그만큼 시중에 판매되지 않는 특별한 것으로 손이 많이 가는 제품이다. 가장 큰 고민은 베타글루칸 외 배지(유산균 먹이, 식이섬유)로 인한 고가의 생산비용으로 공급을 해야 할지 1년 가까이 고민했다. 그러나, 장내 환경개선과 아토피에 도움 되는 포스트바이오틱스를 찾기 힘든 상황에서 포스트바이옴은 꼭 필요했다. 무리해서 다량 생산을 하는 조건으로 공급가를 낮추고 수익을 낮춰 완정만의 특별한 제품이 탄생했다. 다행히 완정의 골수 회원들은 포스트바이옴의 진가를 알아봐 주었고 무리한 생산량의 소비를 모두 소화해 낼 수 있었다.

포스트바이옴은 유소아용과 성인용이 있는데, 성인용은 조금 더 강한 균종과 성인용 천연배지로 유, 소아가 먹는 것을 금하고 있다. 유산균, 효모균, 고초균 등의 GRAS 등급의 안정성과 기능성이 확인된 미생물 복합배양체로 최근 인체의 제6의 영양소라는 생리 활성물질은 물론 비타민 A, B, C, E 같은 영양물질이 풍부한 해조류(다시마, 미역, 파래 등), 잡곡물까지 안전한 식재료를 발효하여 담았다. 발효되었기 때문에 원료 자체의 알레르기 반응이 나타나지 않고 강력한 항산화 작용을 하는 마시는 면역증강 식품이다. 포스트바이옴의 섭취기간은 요요현상처럼 되돌아가는 면역 요요현상을 겪을 수 있기 때문에 장내 면역체계에 녹아들어 익숙해질 때까지 1년 이상 꾸준히 섭취하는 것이 바람직하다. 개인의 상태에 따라 마이크로바이옴의 생태계 변화와 부족한 균종을 파악한 후 섭취해야 하지만 고가의 검사 비용으로 쉽게 접근할 수 없는 단점이 있다. 아토피, 크론병, 과민성 장 증후군, 변비, 암, 뇌 질환, 자가면역질환, 희귀질환 등의 질환이 있다면 마이크로바이옴, 장내미생물 불균형 상태 개선을 위해 포스트바이오틱스 제품을 섭취해 보기 바란다. 아토피를 위한 유익균이 풍부한 맞춤형 식이요법과 함께 완정 프로그램 관리를 한다면 지금까지와는 다른 아토피 관리의 새로운 패러다임이 시작될 수 있다.

4장

치료가 아닌 치유를 하라

4장

치료가 아닌 치유를 하라

1. 28일간 독하게 스테로이드를 끊어라

피부에 어떤 증상이 나타나면 무조건 스테로이드를 쓸 것이 아니라 원인을 찾아보아야 한다. 외부환경호르몬이나 식생활로 인해, 일시적으로 몸의 면역력이 약해지고 항상성을 잃어서 나타난 증상은 몸이 회복되면 사라질 수 있다.

그러나 증상이 없어지지 않고 아토피가 점점 더 심해진다면 전문의의 도움을 받아 적절한 치료를 해주어야 한다. 의사의 지시대로 꾸준히 사용했음에도 호전되지 않으면 스테로이드 부작용을 의심해 보아야 한다. 다음은 아토피나 피부의 증상으로 병원에서 스테로이드 치료를 했을 때, 지속적으로 해도 되는지 알아보는 자가진단법이다.

스테로이드 사용의 위험 신호(스테로이드 부작용)

1) 스테로이드를 사용했을 때 아토피가 좋아지는 유지기간이 점점 짧아질 때
2) 같은 양을 발랐는데도 이전처럼 아토피가 가라앉는 효과가 없고, 점점 더 많은 양을 발라야 할 때
3) 바르고 나서 며칠 쉬었다가 다시 스테로이드를 발라야 할 때, 바르지 않으면 아토피가 더 퍼지거나 심해지게 되는 경우
4) 기존에 사용하던 가장 약한 등급의 스테로이드가 더 이상 효과가 없어서 더 높은 등급의 스테로이드를 발라야 가라앉을 때
5) 스테로이드를 발라도 별로 티도 나지 않고, 좋아지는 기미가 보이지 않을 때
6) 가장 높은 등급을 발라도 효과가 없어서 더 이상 바를 연고가 없을 때
7) 스테로이드 바르는 것으로 효과가 없어서 먹는 약이나 주사를 맞아야만 가라앉을 때
8) 먹는 약이나 주사를 사용하고도 1번과 같은 현상이 나타나는 경우
9) 피부가 코끼리 등껍질처럼 점점 두꺼워지는 태선화 증상을 보일 때
10) 스테로이드를 발라도 진물이 계속 날 때(이 때는 항생제 연고를 발라야 함)
11) 몸의 여기저기서 아토피 외에 전에 없던 이상 증상이 나타날 때
    (예: 백내장이나 녹내장 증상이 나타나는 경우, 먹는 스테로이드로 살이 점점 찌는 경우, 면역이 떨어져 잦은 감기나 잔병이 많아지는 경우, 뼈가 약해지는 경우, 없던 고혈압이나 당뇨가 나타나는 경우 등등)
12) 기존에 아토피 증상이 없던 곳에서 점점 증상이 나타나는 경우

위와 같은 증상이 나타나면 스테로이드 부작용 및 적신호라고 할 수 있다. 점점 더 내 몸이 인공적인 부신피질 호르몬, 스테로이드를 요구하는 상태이기 때문에 더 늦기 전에 스테로이드를 서서히 줄여나가야 한다.

'스테로이드 테이퍼링'은 스테로이드 양을 서서히 줄이는 방법이다. 스테로이드를 갑자기 끊으면 스테로이드 리바운드 현상이 심하게 나타나기

때문에 반드시 단계적으로 줄여야 한다. 스테로이드를 끊거나 줄이는 방법은 공통된 지침이 정해져 있는 것은 아니다. 각자 자신의 상황에 맞게 케이스 바이 케이스로 조절해야 한다. 이해하기 쉽게 다양한 경우의 예를 들면 다음과 같다.

1) 매일 하루에 한번 약한 등급의 스테로이드를 바르는 경우
하루 한번으로 피부가 좋은 상태를 유지한다면 2일에 한번으로 사용기간을 늘린다. 만약 2일에 한번으로 줄였는데 더 심해진다면, 다시 하루 한번으로 돌아가 유지하다가 다시 시도해야 한다. 2일에 한번 했을 때, 피부가 심해지지 않고 유지되면 3일에 한번을 유지한다. 다음 4일에 한번을 몇 번 유지하고, 5일에 한번을 몇 번 유지하면서 일수를 늘려간다. 10일에 한번을 3번만 유지해도 한 달이 지나간다. 외부에서 넣어주던 인공부신피질 호르몬 공급이 줄어들면 서서히 스스로 생산을 해내려고 노력하지만, 신체가 적응할 수 있는 충분한 시간이 필요하다.

2) 매일 하루에 한번 강한 등급의 스테로이드를 바르는 경우
스테로이드는 강하면 강할수록 리바운드 현상이 크게 나타난다. 등급을 유지하면서 1번의 설명처럼 횟수를 줄이다가, 며칠에 한번 발라도 유지가 된다면 등급을 낮추고 횟수를 조금 늘려준다. 처음부터 높은 등급에서 낮은 등급으로 낮추는 경우, 처음에는 낮춘 등급의 스테로이드를 좀 많이 바르다가 점차 양을 줄여나가야 한다. 등급을 낮추어서 시작하기 때문에 하루 2~3번으로 횟수를 늘렸다가 하루 한번 며칠, 2일에 한번 며칠 이렇게 1번처럼 줄이면 된다.

3) 매일 하루 2번 이상 바르는 경우
매일 하루 2번 바르는 경우, 하루 1번으로 줄여서 며칠 발라보고 괜찮으면 다시 2일에 한번을 몇 번 반복하면서 1번처럼 한다. 또 다른 방법은 하루 2번을 4일 바르다가 4일 쉬고를 몇 번 반복, 그 다음 하루 2번을 3일 바르다가 4일 쉬고를 몇 번 반복, 그 다음 하루 2번을 2일 바르다가 4일 쉬고 몇 번 반복, 이런 식으로 줄여나간다. 하루 2번 바르지만, 한번 바를 때 양을 줄여서 발라주는 방법도 있다. 이런 식으로 며칠 반복하다가 횟수를 줄이는 순서로 해도 된다.

4) 2일에 한번 또는 3일에 한번 바르는 경우
높은 등급이라면 일단 횟수를 줄이다가 낮은 등급으로 바꾸면서 서서히 1번과 같은 방법으로 줄인다. 낮은 등급의 스테로이드라면 3일에 한번 바르던 것을 4일에 한번, 5일에 한번 이런 식으로 반복하면서 줄여준다.

5) 가끔 바르는 경우
이 경우는 테이퍼링이 필요 없다. 그러나 조금씩 가끔 발랐다고 하더라도 장기간 계속 노출이 되면 위험신호가 올 수 있으니 주의해야 한다.

6) 먹는 약도 위 설명과 같이 줄인다.
주로 먹는 스테로이드 약은 프레드니솔론 또는 피디 (prednisolone-PD)라는 이름의 약이다. 그 외에도 약의 이름이나 성분에 프레드니손(prednison), 코르티손(cortisone), 코르티코이드(corticoid), 코르티졸(cortisol), 트리암시놀론(triamcinolone), 덱사메타손(dexamethasone) 과 비슷한 이름이 들어가면 스테로이드 성분이라고 보면 된다. 장기간 약을 복용하다가 줄여야 하는 경우는 담당 의사의 처방지시에 따라 줄이면 된다. 먹는 스테로이드 약은 하루 한번이면 아침 8시, 2번이면 오후 4시경으로 먹는 시간이 정해져 있다. 아침 8시에 약을 먹는 이유는 인체에서 생산되는 자연적인 부신피질 호르몬이 충만한 시간과 최대한 비슷하게 공급하여 부작용을 최소화시키기 위함이다.
하루에 6알을 매일 먹었다면 4알씩 며칠복용, 2알씩 며칠 복용, 1알씩 며칠 복용 하는 식으로 서서히 줄인다. 잠시 먹거나 띄엄띄엄 치료의 목적으로 먹는 경우는 상황에 따라 테이퍼링을 하시 않거나. 병원을 어기지기 옮기지 말고 꾸준히 담당 전문이이 처반지시에 따르는 것이 좋다.

바르는 스테로이드 제형은 강도에 따라 크게 4단계로 구분한다. 1단계는 액체(water)로 된 타입이다. 1단계는 가장 약하기 때문에 민감하고 흡수가 잘 되는 두피에 바르기에 적합하다. 2단계는 로션(lotion) 타입이고 3단계는 크림(cream)타입이다. 가장 강한 4단계는 연고(oint) 타입으로 얼굴 같이 민감한 곳에는 바르지 말아야 한다.
다음은 스테로이드 성분의 종류이다. 약한 등급에서부터 강한 등급까지 순서대로 나열했다. 초산하이드로코르티손이 가장 약한 등급이고 플루오시놀론 아세토나이드가 가장 강한 등급이다. 처방받은 약 이름만으로는 얼마나 강한지 알 수 없지만 성분의 강한 정도와 제형을 확인하면 알 수 있다. 제품명에~코트, ~베이트라고 붙은 약들은 대체적으로 강한 등급이다.

corticosteroid 성분	강한 정도
hydrocortisone acetate 초산하이드로코르티손	1.00
hydrocortisone 하이드로코르티손	1.55
betamethasone 베타메타손	1.40
prednisolone 프레드니솔론	5.00
dexamethasone 덱사메타손	35.00
triamcinolone acetonide 트리암시놀론 아세토니드	50.00
betamethasone dipropionate 베타메타손 디프로피오네이트	50.00
halcinonide 할시노니드	63.64
alclomethasone dipropionate 알크로메타손 디프로피오네이트	70.00
fluocortolone 21-pivalate 플루오코톨론 21- 프리발레이트	116.67
mometasone furoate 모메타손 푸로에이트	175.00
betamethasone valerate 베타메타손 발레레이트	318.18
fluocinolone acetonide 플루오시놀론 아세토나이드	333.33

위의 설명대로 했는데 테이퍼링은 잘 안되고, 계속 사용할수록 심해지면 단단히 결단을 해야 할 때가 있다. 그러나 무작정 끊으면 더 심해지고 위험해질 수 있기 때문에, '스테로이드 리바운드 현상'이나 부작용을 이겨낼 수 있는 다른 대체 방법을 찾아 놓고 중단해야 한다. 어떤 방법을 선택할 것인가에 대한 기준은 얼마나 힘들 것인가? 얼마나 오래 걸릴 것인가? 내가 확실히 이겨낼 수 있을 것인가? 그 방법으로 이겨낸 사람들이 얼마나 많은가? 피부가 건강해질 수 있는 확률이 높은가? 명확한 결과가 있는가? 등등을 보고 결정을 해야 된다. 주위의 말과 인터넷 정보에 내 몸을 맡길 수는 없다.

스테로이드제 설명서를 보면 장기간 사용을 금하고, 전문의와 상의하라는 문구가 항상 적혀있다. 그러나 그것을 지키기는 쉽지 않다. 스테로이드 리바운드 현상은 얼마나 지속될까? 피부가 변화하는 메커니즘을 보면 쉽게 예측할 수 있다. 피부장벽에 해당하는 표피층은 28일 주기로 재생과 회복을 반복한다. 28일 정도만 잘 견뎌내면 심한 고비는 어느 정도 지나가고 탈스에 성공할 확률이 높아진다. 사람들은 이 기간이 지나면 탈스를 했다고 착각하기도 한다. 하지만 그게 끝이 아니다. 단지, 스테로이드를 바르기 전의 상태로 돌아가 진물이 멈추고 상처가 아물었을 뿐이다. 스테로이드 리바운드 현상의 고비를 넘긴 다음 비로소 피부를 좋아지게 하는 탈스 과정에 들어가게 된다.

자연치유법을 할 때 스테로이드를 끊으려면 각오를 단단히 해야 한다. 성인 아토피였는데, 스테로이드 리바운드 현상으로 아이들이 엄마 얼굴을 알아볼 수 없을 정도로 팅팅 붓고 눈도 뜨지 못하는 경우를 봤다. 어떤 경우는 진물을 수도꼭지처럼 펑펑 쏟아내고, 옷을 갈아입으면 5분 내로 진물을 짜낼 정도로 젖는 경우도 있었다. 어차피 한 번은 겪어야 할 고비다. 독하게 28일만 견디자. 한 달이면 심한 고비는 넘어가 정점을 찍고 안정이 되기 시작한다. 그 고비가 무서워서 끊지 못하고 스테로이드에 의존하면, 아토피가 아닌 다른 제2의 합병증이나 문제로 점점 더 힘들어질 수 있다.

2. 파우더 반신욕이 독소를 배출한다

반신욕은 2000년대 초 붐을 일으키면서 지금까지 건강에 도움 되는 목욕법으로 전해져 오고 있다. 반신욕은 따뜻한 것은 위로 올라가고 차가운 것은 아래로 내려간다는 대류의 원리를 이용한 방법이다. 하반신을 물에 담갔을 때, 따뜻해진 혈액은 위로 올라가고 차가워진 혈액은 아래로 내려가서 전신이 따뜻해진다. 반신욕을 하면 신진대사가 활발해지고 혈액순환이 증가되어 노폐물을 배출시킨다. 자연히 피부에 좋을 수밖에 없다.

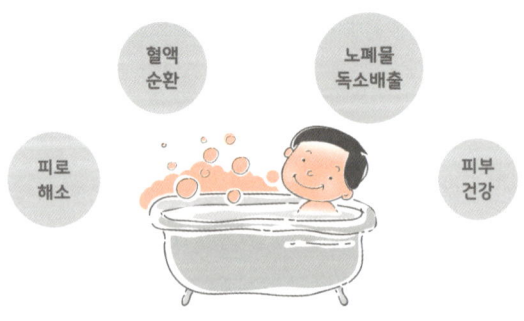

파우더 반신욕의 효과

간혹, 평상시에 건강한 친환경 생활을 하면서 스테로이드나 약도 별로 사용하지 않았고, 아주 건전하게 몸 관리를 해온 사람이 있다. 그런 경우는 내 안에 쌓인 독소가 많지 않고 관리를 잘 해왔기 때문에, 심한 피부의 증상이 나타나지 않고 바로 가라앉는 단계로 가는 경우가 가끔 있기는 하다.

아토피 완정법에서는 독소배출을 위해 파우더 반신욕을 시행한다. 파우더 반신욕은 반신욕의 개념에 피부의 호흡과 독소배출의 원리를 도입한 것이다. 체온이 1℃ 상승하면 면역력이 6배로 높아진다는 연구 결과가 있다. 온도를 높이면 피부의 흡수율이 좋아지니 피부에 좋은 파우더 성분의 흡수율도 높이게 된다. 파우더 성분을 물에 우려내면 피부를 거쳐 모세혈관을 통해 혈액 속으로 흡수된다. 피부에 흐르는 모세혈관 혈액의 양은 전체의 30%나 되기 때문에 좋은 성분은 흡수되고 독소는 밖으로 배출된다. 독소는 소변, 대변, 땀, 호흡으로도 배출시켜져 나오지만 피부로도 배출된다. 처음 파우더 반신욕을 하면 거의 예외 없이 피부에 심한 발진이 올라오는데, 피부를 통한 노폐물 배설작용이다.

처음 파우더반신욕을 시작하면 독소배출 작용이 일어나 피부의 발진이 심해진다. 이것을 '마의 일주일에서 열흘의 고비'라고 한다. 누구도 예외 없이 심해지는 현상이 나타나기 때문에 나는 항상 부작용이 아니라고 말한다. 부작용이라면 누구는 나타나고 누구는 괜찮아야 하는데, 거의 예외 없이 독소배출 현상이 나타난다. 간혹 건강한 친환경 식생활을 하면서 스테로이드나 약을 별로 사용하지 않고 관리를 해온 경우, 이런 현상이 나타나지 않고 바로 가라앉는 단계로 가는 경우가 있기는 하다. 파우더 반신욕 할 때 아토피가 심해지는 현상은 독소배출에 따른 정상적인 반응이다. 피부장벽이 건강해지면 피부의 면역력이 증가하고 보습제를 바르지 않아도 저절로 보습이 된다. 아무리 아토피가 심해도 일주일에서 열흘이 지나면 반드시 가라앉기 시작한다.

파우더 반신욕을 할 때는 연수기나 염소제거기를 쓸 필요가 없다. 파우더할 때는 염소가 큰 영향을 미치지 못하고 둘째 날은 더더욱 물을 끓이기 때문에 염소가 제거된다. 파우더 반신욕을 하는 방법은 일반 반신욕과는 조금 다르다. 일반적인 유의사항은 다음과 같다. (구체적인 관리 방법은 커뮤니티를 통해 공유하고 있다.)

1. 우선 욕조에 몸이 배꼽 위까지 잠길 정도의 물을 채운다. 온도는 38~40℃를 유지하지만, 입욕하는 욕실의 온도에 따라 체감온도가 달라지므로 물 준비 후 팔꿈치가 닿았을 때 물이 따뜻한 정도면 된다. 욕실의 온도가 너무 차가우면 물이 빨리 식고 땀이 잘 안 난다. 이럴 때는 더운물을 다른 용기에 미리 받아 욕실의 온도를 높여주는 것도 좋다.

2. 파우더 입욕 시간은 최소 20분 이상부터 1시간까지도 가능하다. 성인과 아이들의 시간은 약간의 차이가 있다. '기분이 좋다'라고 느낄 때까지 하는 것이 가장 효과가 좋다. 아기 같은 경우 20분이 안 되었더라도 힘들어하면 그만하고 나온다.

3. 땀을 내는 것이 중요하다. 독소나 노폐물이 땀으로 배출되면 피부로 올라오는 독소배출이 적게 올라온다. 겨울에 땀이 잘 안 나는 경우 따뜻한 물을 마셔주면 땀이 더 잘 난다. 스테로이드를 많이 바른 피부는 처음에 땀이 잘 나지 않지만, 파우더 입욕을 꾸준히 하다 보면 피부의 기능이 서서히 회복되어 땀구멍의 기능이 원활해지면서 땀이 잘 나게 된다. 안전한 온수히터기를 사용하여 온도를 유지하면 땀이 더 잘 난다.

4. 아기들이 목욕을 두려워하면 파우더 반신욕이 힘들게 진행될 수 있다. 입욕만 잘 해줘도 피부 관리의 반은 성공한 셈이기 때문에, 목욕에 대한 나쁜 이미지를 주지 않는 게 좋다. 입욕하는 시간은 최대한 아이의 기분에 맞춰주어 즐거운 목욕이 되도록 해야 한다. 졸릴 때가 아닌 자고 일어났을 때, 배고플 때가 아닌 먹고 나서 기분이 좋을 때 목욕을 시켜주면 순조롭게 할 수 있다.

5. 아기들은 피부의 온도 조절능력이 미숙하기 때문에, 땀을 내다가 찬 공기를 갑자기 접하면서 감기가 걸릴 수 있다. 옛날 어른들 말씀에 "찬바람 쐬면 감기 걸린다. 조심해라"는 것이 그런 뜻이다. 입욕이 끝나고 나올 때는 욕실 밖으로 나오기 전 욕실 문을 살짝 열어두어 몸이 서서히 차가운 공기에 적응하도록 한다. 욕실에서 드라이기를 사용하여 머리까지 말리고, 밖으로 나왔을 때도 덮고 있던 수건을 바로 벗기지 않고, 서서히 온도차에 몸이 적응할 시간을 준 다음 보습을 한다. 아기들 같은 경우 욕실에서 내의까지 입히고 나와서 온도에 적응이 되면 다시 벗겨 보습을 해줘도 좋다.

6. 파우더 반신욕은 매일 해야 한다. 지금까지 경험상, 비누샤워만 하는 것보다 피부의 회

복과 재생, 호전 속도는 3~4배 이상 빨리 호전되는 것을 확인했다. 식사 전후는 피하고 식후 1~2시간 후가 좋다. 또한 잠자기 직전보다 취침 3시간 전쯤 하는 것이 숙면에 좋다. 피부가 좋아졌다고 바로 반신욕을 멈추면 안된다. 더 튼튼해지도록 충분히 다지기를 해주면 웬만한 알레르기 원인에 노출되어도 이겨낼 수 있다.

소희맘은 소희의 파우더 반신욕을 하면서 파우더 물에 손을 담그고 소희에게 물을 계속 끼얹어 주었다. 2주일쯤 지나자 소희맘의 손에 심한 습진 증상이 나타났다. 알고 보니 엄마도 자신이 몰랐던 알레르기 기질을 가지고 있었다. 소희의 피부관리를 하면서 파우더 성분이 소희맘의 손을 통해 흡수되어 들어가면서 소희맘의 손 피부를 통해 독소배출의 현상이 나타난 것이다. 이처럼 아이들로 인해 알레르기 기질을 가지고 있다는 것을 알게 되는 부모들이 꽤 많이 있다. 소희맘도 얼떨결에 뜻하지 않은 증상이 나타났지만, 소희와 함께 관리하면서 호전되고 건강한 피부가 되었다.

파우더 반신욕을 하면, 회복기간이 3~4배까지 단축되기도 한다. 파우더 반신욕을 했을 때 4개월이면, 그것을 안했을 때 12개월이 걸린다는 뜻이다. 파우더 반신욕은 완정법에서 독소배출을 시키는 가장 중요한 관리 방법 중 하나다. 땀샘이나 모공을 통해 노폐물이나 독소는 배출시키고 피부에 좋은 성분은 흡수되도록 반복하면, 피부장벽과 피부의 면역 기능이 좋아지면서 피부가 건강해지고 자연스럽게 보습이 된다. 보습제 한 번 더 바르는 것보다, 매일 파우더 반신욕을 하는 것이 피부의 정상적인 기능을 회복하는 지름길이다.

간혹 책을 읽고 파우더의 중요성만 생각하고 파우더만 하려고 하는 사람들이 있다. 완정은 파우더 입욕만으로 되는 것이 아니라 심한 정도에 따른 스킨 관리 프로그램이 반드시 병행되어야 한다. 파우더로 인해 독소배출이 되면 피부의 회복과 재생을 도와주는 후 관리가 반드시 필요하기 때문에 상담을 받고 현재 상태를 정확히 체크한 다음 완정관리를 하길 바란다.

3. 재생을 도와주는 보습을 하라

젊고 건강한 피부는 28일을 주기로 세포가 태어나고 죽고를 반복한다. 표피세포는 피부의 깊은 층에서 약 14일 후 각질층으로 밀려나온다. 각질의 단계에서 14일 동안 머무르며 피부장벽의 기능을 하다가 28일경 각질이 되어 떨어져나가는 과정을 반복하는데, 이것을 "피부 턴-오버"라고 한다. 피부 턴-오버가 원활하면 피부가 매끄럽고 건강하게 유지되는데, 나이가 들면 턴-오버 주기가 길어진다.

피부장벽에서 떨어져 나오는 각질세포가 흔히 말하는 '때'이다. 자연스럽게 생기는 현상으로 특히 아토피가 있는 경우 때를 인위적으로 밀어서는 안된다. 아토피는 자연스럽게 각질이 떨어질 때 떨어지고 새 살이 올라올 때 올라와주어야 낫는다. 장기간 스테로이드를 사용하면 피부의 턴-오버가 잘 되지 않고, 28일 주기가 흐트러져서 각질이 점점 두껍게 되고 태선화 되는 증상이 나타난다.

처음에 피부의 이상 증상이 나타날 때 무조건 병원부터 가서 약을 사용할 것이 아니라, 먼저 음식이나 환경의 원인은 없는지 나쁜 먹거리에 노출된 건 아닌지 살펴보고 문제점을 개선해야 한다. 시간이 좀 걸리더라도 보습을 하면서 피부의 턴오버로 인해 자연적으로 회복할 시간을 주면 심해지지 않고 서서히 정상으로 돌아올 수도 있다. 돌아오지 않는다면 해결책을 찾아야한다.

아토피 완정법으로 피부를 관리하면 피부의 턴-오버 주기가 맞춰지고, 피부의 재생기능도 정상으로 돌아온다. 두껍던 피부는 각질이 벗겨지고 새살 오르고를 반복하면서 서서히 얇아진다. 피부 관리 초기에는 독소 배출로 인해 피부에 진물이 나거나 붉은 발진이 심하게 올라온다. 1~4일째 발진은 가장 심하게 나타나고, 4~6일째 피크를 이루다가 7~10일이 되면서 갈색으로 죽으면서 가라앉는다. 각질은 최상층 단계에 3~4일 머물러 있다가 갈색 또는 흰색이 되어 떨어져나가는데 총 7일 정도 걸린다. 발진이 가라앉고 새살이 차오르게 하려면 피부의 재생을 도와주는 보습이 중요하다.

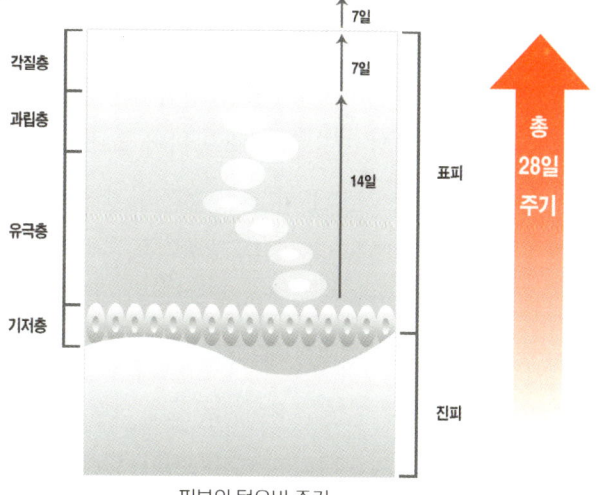

피부의 턴오버 주기

아토피는 알레르기의 원인을 제거하지 않는 이상, 각질이 떨어져 나간 뒤에도 발진이 지속적으로 올라온다. 붉은 아토피가 갈색으로 변하면 발진이 가라앉고 회복되고 있다는 뜻이다. 아토피 완정법을 할 때는 독소배출 현상이 함께 나타나기 때문에, 각질이 떨어지고 붉게 올라오는 과정이 반복되면서 두께가 점차 얇아진다. 처음에 발진이 100만큼 올라왔다면 턴-오버 주기를 거쳐 가라앉았다가 다음에는 80만큼 올라왔다 가라앉고, 그 다음에는 60올라왔다 가라앉고, 그 다음에는 40 이런 식으로 줄어들다가, 더 이상 올라올 독소가 없고 피부의 기능이 정상으로 돌아오면 사라진다. 또한 턴-오버 주기가 점점 빨라져서, 처음에는 7~10일이 걸리던 것이 4~5일 만에 가라앉다가 2~3일로 점차 그 기간이 짧아진다. 급기야는 오늘 나타난 아토피 증상이 내일이면 갈색으로 변해 가라앉는 것이 보일 정도로 피부의 회복속도가 빨라진다. 이 정도쯤 되면 보습제로 억지로 보습을 하지 않아도 자연스럽게 천연보습인자와 천연피지막이 보습작용을 하게 된다.

피부도 하나의 면역체계를 가지고 있다. 자극되는 환경에서 가려운 증상이 나타나거나, 뛰어놀면서 땀 흘릴 때 발진이 올라와도 엄마들은 "우리 아이는 피부가 약해요!"라고 표현한다. 피부의 면역체계가 약하다는 뜻이다. 피부장벽에서 면역을 담당하는 랑게르한스 세포는 알레르기 원인물질이 들어오거나 세균, 바이러스로 인한 염증반응이 생길 때 처리하는 역할을 담당한다. 피부의 재생과 회복을 통해 피부의 면역이 튼튼해지면, 어떤 자극이나 원인으로 인한 증상이 피부로 나타나도 이겨내게 된다. 이것이 아토피 완정법의 피부관리 메커니즘이다. 피부의 면역이 약해지면 아토피는 물론, 습진, 화폐상 습진, 물사마귀, 지루성피부염, 접촉성 피부염, 무좀, 농가진, 한포진, 건선, 가려움증 등의 증상이 나타날 수 있다. 그러나 피부의 면역을 높여주는 관리와 보습을 해주면 시간이 지나면서 자연스럽게 호전될 수 있다.

간혹 보습을 아예 하지 말고 있는 그대로 회복시키라는 주장도 있다. 그러나 각질층의 기능과 28일 턴-오버를 이해하고 있는 나는 이와 같은 주장에 동의할 수 없다. 천연 보습인자가 정상적이지 못할 때는 인위적인 보습이라도 필요하다. 다만, 보습제에 첨가물이나 계면활성제나 화학성분이 들어가 있으면 아토피 피부에 오히려 자극이 될 수 있으므로 좋은 방법은 아니다. 파우더 반신욕을 하면서 자신에게 맞는 천연보습제를 사용하는 것이 좋다.

보습을 하려면 피부의 pH에 대해 알고 그에 맞은 보습제를 찾아야 한다. 각질층 표면의 천연 피지막은 산성막(acid Mantle)이라고도 하는데, 피지와 땀 등이 혼합되어 피부를 덮고 있는 기름막이다. 이는 외부 박테리아나 세균으로부터 피부를 보호해 준다. 또한 수분이 날아가는 것을 막고 피부의 pH 밸런스를 맞춰 윤기 있고 매끄러운 피부로 유지시켜 준다.
피부의 정상 pH는 약산성으로 4.5~6.5 정도이며, 이 약산성막이 파괴되어 알칼리성으로 기울면 pH가 높아지고 피부가 거칠어지게 된다. 일반적으로 남성피부는 5.2로 피지분비가 많아 여성 피부 5.8보다 pH가 낮으며 어린아이의 피부는 6.5로 높은 편이다. 샴푸나 세안제는 알칼리성 쪽이 가까워 pH가 높다. 일반적으로 세안 후 스킨을 바로 사용하는 이유는 높아진 pH를 낮춰 정상으로 유지하기 위함이다.

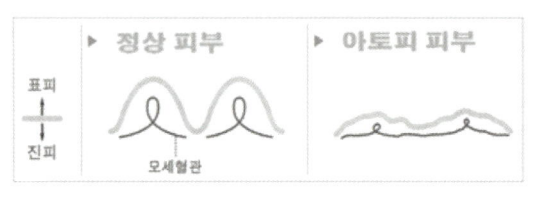

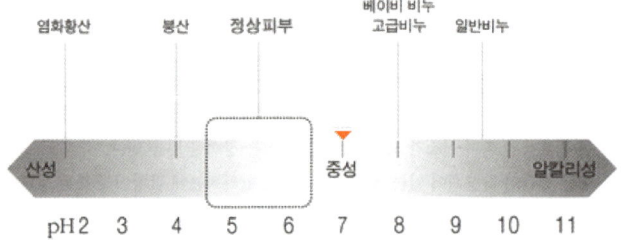

피부의 산도〈산성과 알칼리성〉

아토피 증상이 나타나는 피부의 pH는 과연 어떨까? 아토피가 있는 피부는 알칼리성에 가까워서 대체적으로 pH가 높다. 완정법에서 사용하는 스킨종류는 pH가 낮은 산성에 가까우므로 높아진 아토피 피부의 pH를 정상에 가깝게 맞춰준다. 아토피가 있는 건조한 피부는 보습제를 선택할 때 pH를 정상으로 낮춰주는 역할을 하는 보습이 필요하다.

아토피 완정법에서는 천연 항균, 항염, 항알레르기 작용을 돕는 60여 가지 재료를 발효 숙성시켜 만든 원료의 보습제를 사용한다. 아토피 피부가 유해 화학성분에 민감한 것을 감안하여 최소한 국산 이상 유기농 원료로 만들어졌다. 그럼에도 불구하고 아토피안의 어려운 사정을 고려하여 15년 전 가격 그대로다. 스킨의 성분은 분자가 작아서 피부나 모공으로 들어가 모세혈관을 타고 혈액 속으로 흡수된다. 좋은 성분이 피부의 회복과 재생을 도와주기 때문에 다른 보습제와는 달리 자주 발라주고 많이 쓸수록 빨리 회복된다.

피부는 각질층이 얼마나 수분을 잘 유지하는지, 수분손실이 되지 않는지, 천연보습인자는 정상적으로 유지하는지에 따라 보습력과 건강상태가 결정된다. 피부가 자연적으로 보습이 잘 되면 굳이 따로 보습을 할 필요가 없다. 겨울철처럼 피부가 건조해질 때만 보습을 해주면 된다. 보습제가 좋지 않다며 멀리하기보다는 피부 상태를 잘 파악하여 나에게 맞는 보습제를 선택하는 것이 중요하다. 피부의 면역을 높여주는 파우더 반신욕과 함께 피부의 재생과 회복에 도움을 주는 보습을 해야 한다. 여기에 충분한 수분을 섭취해 주면 피부의 턴-오버 주기가 정상적으로 맞춰지고 건강해지면서 자연스럽게 피부자체의 천연보습인자를 가지게 될 것이다.

4. 노니, 기적의 생명력을 얻다

강호가 8개월 때, 아토피 때문에 처음으로 노니주스를 알게 되었다. 당시에는 주위에 노니주스를 아는 사람이 한 명도 없었다. 2000년 초, 한국에 들어왔을 당시 노니주스는 100만 원을 호가하는 강남의 고급주스였다. 워낙 고가였기에 일반인들에게 팔리지 못했고, 네트워크 사업은 실패로 돌아가며 그 뒤로 노니주스의 붐은 사라졌다. 하지만 노니주스의 진가를 알아본 일부 마니아 소비층들은 꾸준히 노니주스를 섭취하면서 작은 시장을 형성해 오고 있었다. 나 역시 그 중 하나였다.

노니주스는 아토피뿐만 아니라 만성 관절염, 희귀질환, 기억력 감퇴, 순환기 장애에 이르기까지 두루 사용되었지만, 의료인들은 그 효과를 믿지 못했다. 업자들의 사기가 판을 치는 시대에 흡사 만병통치약 같은 노니를 신뢰하지 않는 것은 어찌 보면 당연했다. 하지만 노니에 대한 연구가 미흡한 우리나라와 달리 미국과 일본에서는 노니주스에 대한 연구가 꾸준히 진행되고 있다. 대체의학을 인정하는 미국과 일본에서 노니주스의 소비가 많아지면서 최근 한국에서도 노니에 대한 관심이 커지고 있다.

존스홉킨스 병원의 네일 솔로몬 박사가 주장하는 노니주스의 효능은 크게 4가지이다.

첫째, 노니는 면역기능을 높여 준다.
노니에는 산화질소(Nitric Oxide-NO)가 들어있지는 않지만 몸에서 산화질소를 만들어 내도록 유도한다. 산화질소는 혈관내피 산화질소 합성효소(endothelial Nitric Oxide synthase-eNOS), 신경산화질소 합성효소 (neuron Nitric Oxide synthase-nNOS), 유발된 산화질소 합성효소 (inducede Nitric Oxide synthase-iNOS) 3가지가 있다. 혈관내피 산화질소와 신경산화질소는 혈관벽을 이완시키고 신경을 안정시켜서 고혈압이나 우울증에 효과가 있다. 하와이 대학의 연구원에 의하면, 노니는 암세포를 없애주는 산화질소(Nitric Oxide-NO)와 사이토카인(cytokine)과 같은 물질들의 생산을 촉진시켜 암세포 성장을 억제한다. 다른 연구에서도 노니는 대장균과 같은 미생물에 대해 강한 항생작용을 나타낸다는 사실이 밝혀졌다.

둘째, 노니주스에는 150가지 이상의 영양물질이 들어있다.
프로제로닌이라는 성분은 세포로 들어가서 호르몬, 단백질, 세로토닌, 비타민, 미네랄, 항산화제 등과 결합한다. 이 결합물질은 골지체에 의해 포장되어 병든 세포에 적재적소로 배달된다. 골지체는 물질에 꼬리표를

4장 | 치료가 아닌 치유를 하라

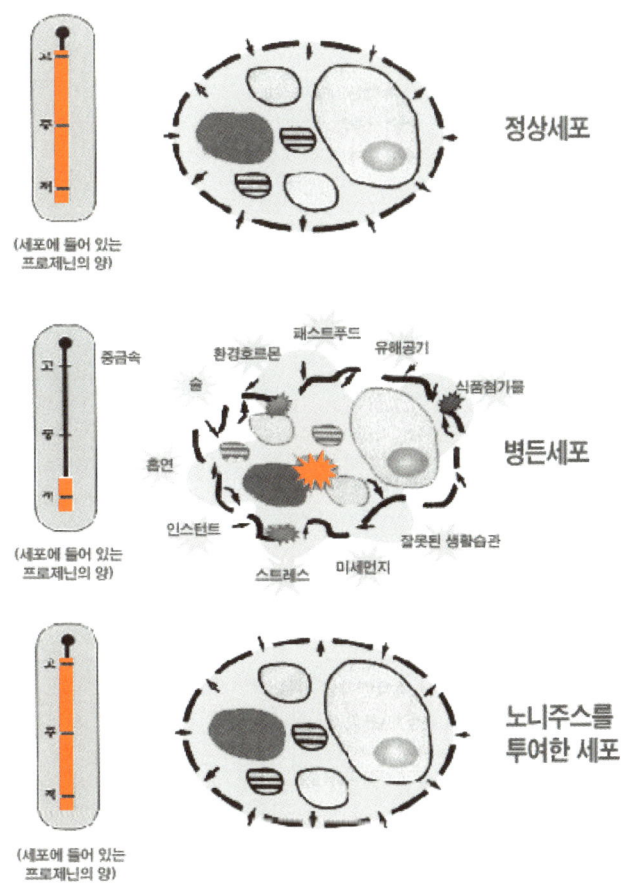

노니주스에 들어있는 프로제로닌이 병든 세포를 정상화하는 과정

붙여 필요한 주소지에 배달하는 우편배달부라고 생각하면 이해가 쉽다. 배달된 장소에서 포장이 풀어지면 프로제로닌은 제로닌으로 바뀌어서 손상된 세포를 복구한다. 이러한 과정을 거쳐 세포는 항상성을 유지하게 된다. 이 때 부족한 프로제로닌을 노니주스를 통해 보충하면 병든 세포는 보다 빠르게 정상세포로 복구될 수 있다. 또한, 제로닌은 통증을 완화시켜 주는 역할을 한다. 노니의 학명인 Morinda citrifolia는 여러 문화권에

155

서 '진통제'를 뜻하는 말이다.

셋째, 노니는 에너지의 원천이다. 노니주스에는 제로닌 뿐만 아니라 비타민과 미네랄이 풍부하게 포함되어 있다. 비타민과 미네랄은 세포의 수분이 빠져나가지 않도록 도와주고 세포의 오염을 막아준다. 노니에 포함된 풍부한 비타민과 미네랄 및 영양소는 독소를 배출하고 영양과 수분을 보충하여 아토피를 개선시킨다.

넷째, 노니에 함유된 스코폴레틴(scopoletin)은 몸의 비정상적인 기능을 정상으로 돌려놓는다. 혈압이 높으면 내려주고 낮으면 높여주며 항염, 항히스타민 역할을 도와준다. 이처럼 노니는 신체활동을 강화시키고 여러 가지 질병을 치유 및 예방한다. 또한 아토피의 원인이 되는 약한 면역력을 근본적으로 높여주기 때문에 아토피에 특별한 도움을 준다.

가끔 주위에 떠돌아다니는 근거 없는 인터넷 정보들을 보고 노니주스를 장기간 먹으면 간에 좋지 않다고 말하는 사람도 있다. 그러나 최근 논문 Mani Saminathan 외 (2013)《노니의 항암효과와 건강에 도움되는 약리학적인 이익, International Journal of Pharmacology 에 따르면, 간암으로 인한 간손상 환자에게 노니를 먹인 결과, 노니를 먹지 않은 집단보다 간의 부종이나 간세포 손상이 줄었다는 연구결과가 있다. 이는 노니가 간에게 부담을 주기는커녕 도움을 준다는 사실을 입증한다. 그 외에도 논문으로 밝혀진 노니의 효능은 다음과 같다.

> 항암효과, 항균효과, 항알레르기, 항바이러스 효과, 항진균효과, 항결핵효과, 구충제 효과, 면역 조절효과, 항산화효과, 항염증효과, 진통효과, 상처 힐링효과, 저혈압, 고혈압 개선, 심혈관계 활성화, 항비만효과, 백내장 예방, 정신건강에 도움, 항 스트레스 효과, 신경손상, 신경안정, 수술 후 울렁거림과 구토 예방, 식도염, 위궤양에 도움, 에스트로겐 활성화, 프로바이오틱 효과, 알레르기 위험성 없음

노니주스는 돌 전 아기부터 임산부까지 먹는 과채주스이다. 사과 주스를 평생 먹는다고 해서 문제가 되지 않듯이 노니도 마찬가지다. 심한 아토피에 시달렸던 강호는 8개월부터 11세까지 노니를 먹으면서 부족한 영양소를 보충하고, 면역력을 높여 지금까지 건강을 유지하고 있다. 강호가 꾸준히 노니주스를 먹은 결과, 이뮤노캡 검사에서 IgE 수치가 돌 때 387KU/L이었고, 성장할수록 점점 높아진다던 수치가 2년 후에는 오히려 378KU/L로 떨어졌다. 알레르기와 관련된 고장 난 세포들이 더 나빠지지 않고 점점 기능을 회복한 것이다. 이는 노니주스를 꾸준히 섭취해 온 덕분이다.

노니주스가 가장 첫 번째로 영향을 미치는 곳은 장이다. 노니주스를 마시면 장내 유익균이 많아지고 장 세포가 건강해진다. 한 아이는 아토피가 있으면서 만성 설사로 고생했다. 유산균은 기본으로 먹었고, 약과 항생제를 먹으면 조금 괜찮다가 약을 끊으면 다시 물 같은 설사를 반복했다. 약으로는 안 되어 장에 좋다는 노니주스를 먹었다. 하루에도 수차례 하던 설사가 한 달, 두 달 서서히 지나면서 횟수가 줄어들었고, 나중에는 하루 한번 정상적인 변을 보게 되었다. 이것도 워낙 만성설사가 심해서 다른 아이들보다 시간이 오래 걸린 편이다. 이밖에도 노니주스로 장이 건강해지는 변화 사례는 무수히 많았다. 나는 만성변비나 설사 등 장에 문

제가 있다면 반드시 노니주스를 권한다.

종혁이 같은 경우는 돌 경에 이뮤노캡 검사에서 IgE 수치가 5,000KU/L로 높았고, 쌀을 비롯하여 먹을 수 있는 재료가 거의 없을 정도로 알레르기 반응이 심했다. 의사도 심한 수치에 혀를 내둘렀다고 한다. 노니주스를 먹은 지 몇 개월 뒤 다시 검사를 하자 IgE 수치가 3,000KU/L로 떨어지는 기적이 일어났다. 정수는 몸이 약하고 면역력이 약해 감기를 달고 살았고, 잔병치레도 많았다. 밥을 잘 안 먹어서 성장도 더뎠는데, 노니주스를 먹고 난 뒤 키와 몸무게가 하위에서 중상위로 올라갔다. 또, 한 남성은 탈모 때문에 노니주스를 먹고 바르기 시작했는데, 새로운 머리카락이 많이 나왔다. 갑상선 기능 저하증 진단을 받은 한 30대 후반 여성은 점점 살이 찌고 피곤함이 해결되지 않았으며, 우울 증상까지 있었다. 그러다가 우연히 노니주스를 먹으면서 피곤함이 사라졌다. 갑상선 호르몬제를 끊었음에도 2개월 후 갑상선 호르몬 수치가 정상이 되었다. 현대의학으로 회복 불능의 파킨슨병을 진단받았던 한 남성은 걷지 못했던 마비 증상이 90% 이상 돌아왔다. 이밖에도 숙취가 빨리 해소되고, 2도 화상에 발랐을 때 흉터 없이 빠른 회복을 도와주고, 무기력증이 사라지는 등 노니주스의 드라마틱한 효과는 끝이 없다.

시중에는 가격이 저렴한 노니도 있고, 먹기 편하게 제품화 시킨 노니도 있다. 그러나, 아무거나 함부로 바르거나 먹어서는 안된다. 그 품질을 따져볼 때, 피부완정연구소의 노니주스는 다른 것과 비교할 수 없이 우수하다. 너무 싸다고 좋아해서도 안 되고, 비싸다고 좋아해서도 안된다. 제대로 된 노니인지 확인하고 섭취해야 한다. 좋은 노니를 판별하는 기준은 다음과 같다.

첫째, 야생의 노니가 효과가 좋다.
다량으로 생산해 내는 노니주스인 경우 넓은 경작지에 번식력이 강한 노니열매를 재배한다. 그러나 노니의 씨가 날아다니다 뿌리를 내리고, 자연에서 자란 것이 진짜 최상의 영양을 가진 노니다. 피부완정연구소의 노니는 원주민들이 자연에서 따온 노니열매를 원료로 사용한다.

둘째, 원산지를 확인해야 한다.
노니의 오리지널 원산지는 남태평양 군도의 타히티라는 섬이다. 노니는 자생력이 강해서 동남아, 인도, 아프리카, 서인도제도 등의 해안지대에 주로 퍼져나갔다. 하지만 타히티같이 토양과 햇빛, 기후조건을 제대로 갖춘 곳에서 자란 노니가 영양이 풍부하다. 오리지널 타히티산 노니는 귀하기 때문에 거의 없다. 피부완정연구소는 오리지널 타히티 섬에서 생산된 노니주스를 판매한다. 그 효과는 산삼과 인삼의 차이라고 보면 된다. 최근에는 일본까지 수출하고 있어 타히티산 노니의 공급이 부족할 정도이다.

셋째, 가공을 하지 않은 100% 노니가 효과가 있다.
커뮤니티 회원들과 상담하면서 또 직접 먹어보면서 내린 결론은, 저렴한 동남아산 노니주스나 가공을 한 노니주스, 환으로 되었거나 가루로 된 노니분말 등은 100% 노니주스 만큼의 효과가 없다.

넷째, 원료 못지않게 노니주스를 만드는 기술도 중요하다.

피부완정연구소의 노니는 숙성시킨 노니를 양을 늘리기 위해 착즙하지 않고 그대로 노니주스 액체만 받아냈다. 회원들이 먹다가 다른 노니를 먹으면 효과가 없다며 다시 돌아오는 경우가 많다. 노니주스를 만드는 기술과 노니과즙의 효과가 남다르기 때문이다.

다섯째, 완전한 무첨가 식품이어야 한다.
하다 못해 물만 섞어도 변질의 우려가 있기 때문에 방부제를 넣는다. 이러한 첨가물이 전혀 들어가지 않은 천연의 노니주스여야 한다.

JTBC 건강 프로그램 〈닥터의 정석〉의 민권식 교수에 의하면 노니는 항염, 항균, 항알레르기, 면역증강, 항암, 진통작용을 한다. 특히 항알레르기 작용은 아토피에 직접적인 관련이 있다. 가끔 아이들이 심한 알레르기 반응으로 기도가 부었을 때, 응급실에 가기 전에 응급처치로 노니주스를 마시고, 알레르기 반응이 진정되어 응급실 가다가 그냥 돌아온 사례도 여러 번 있었다. 이처럼 아토피에 있어서 노니주스는 선택이 아닌 필수이다.

5. 인류 최고의 완전식품, 클로렐라

음식으로 채워지지 않는 영양소는 건강식품으로 보충해야 한다. 그러나 시중에는 건강식품들이 넘쳐나고 있어 어느 것이 믿을만한지 판단하기가 쉽지 않다. 클로렐라는 식약청으로부터 공식적으로 '면역력 증가, 항산화작용, 피부건강에 도움'의 기능성을 인정받은 건강기능식품이다. 그러나 아직도 클로렐라에 대한 이해가 부족하여 부적절하게 클로렐라를 섭취하는 경우가 있다. 야채 하나 고르는데도 유기농인지를 따지면서, 정작 우리 인체의 시스템을 근본적으로 변화시킬 수 있는 클로렐라는 대충 섭취한다. 시중에는 부적절한 제품들이 많이 유통되고 있으며, 클로렐라에 대한 정보 또한 잘못된 경우가 많다. 클로렐라를 정확하게 섭취하기 위해서는 종주가 무엇인지, 배양방식은 무엇인지, 세포 처리 기술을 꼼꼼히 따져보아야 한다.

《라온 클로렐라 & CGF》는 2013년 대만 최고의 클로렐라전문가로 국제적으로도 명망이 높은 스티븐 황 박사(steven S.W.HUANG. M.D)와 내가 공동작업으로 한국판의 번역을 맡아 출간한 전문서적이다. 그 책에는 클로렐라가 왜 좋고, 피부건강에 어떻게 도움이 되는지 잘 설명되어 있다. '완전식품'이라 불리는 클로렐라는 한마디로 '천연의 영양덩어리'라고 말할 수 있다. 클로렐라는 필수 아미노산인 단백질을 기본으로 인체에 꼭 필요한 영양소(탄수화물, 비타민, 미네랄, 지방)를 거의 모두 갖추고 있다. 다른 식물과는 비교되지 않을 정도로 다량의 엽록소와 신비의 핵산복합체, 클로렐라 성장인자(Chlorella Growth Factor-CGF)까지 함유하고 있으니, 가히 '꿈의 식품'이라 해도 과언이 아니다.

클로렐라의 영양구성 중 가장 먼저 눈에 띄는 것은 단백질 함유량이다. 일반적으로 클로렐라에 함유된 단백질의 함량은 60% 정도로 매우 높다. 단백질의 성분(아미노산 조성) 또한 우수하여 외부로부터 유입되어야만 얻을 수 있는 필수 아미노산을 모두 갖추고 있기 때문에, 자연 식물계 중에서 가장 우수한 '단백질원'으로 평가받고 있다. 더군다나 이 단백질에는 세포의 재생과 면역 증강 물질인 CGF가 함유되어 있어 어린이나 청소년들이 섭취할 경우, 성장이 촉진되고 체력이 향상되며 두뇌건강에도 도움이 된다.

약 20%를 차지하고 있는 클로렐라의 탄수화물은 암을 예방하는 물질로 평가받는 다당류를 함유하고 있다. 약 9%를 차지하는 클로렐라 지방에는 약 29%의 리놀린산과 14%가량의 리놀산, 팔미친산이 함유되어 있다. 이 중 구성 비율이 가장 높은 리놀산과 리놀린산은 필수 지방산으로 혈중 콜레스테롤 저하와 피부염을 방지하는데 효과가 있다.

또한 클로렐라는 칼슘, 칼륨, 마그네슘, 철 등의 미네랄 성분을 많이 함유하고 있다. 클로렐라의 알칼리성 생성량은 해조류의 다시마에 비해 약 6.5배 정도 높아서, 인체 상태를 '약 알칼리성 체액 상태'로 만들어 질병의 저항력을 높인다.

클로렐라는 비타민의 조성 또한 우수하다. 비타민 A, B, C군을 거의 골고루 함유하고 있는데, 채소류 중 최고의 비타민 식물로 통하는 시금치를 능가할 정도다. 특히 항빈혈성 비타민이라고 불리는 비타민 B12가 풍부하며 비타민 A의 전구체인 베타카로틴의 함량이 매우 풍부하다. 클로렐라는 이런 필수적 영양소 외에도 다량의 엽록소와 섬유질을 포함하고 있다.

다음의 성분분석표를 보면, 라온 클로렐라에 얼마나 다양한 영양소가 함유되어 있는지 알 수 있다. 참고로 이 분석표의 수치는 공정성을 위해 제

3국인 일본 식품연구소로부터 동일하게 검증 받은 객관화된 수치이다.

피레노이도사 TCMC 종(Chlorella-Pyrenoidosa TCMC) 클로렐라 성분분석표

단백질(63.5g)의 아미노산조성			
성분	함량(100g당)	성분	함량(100g당)
라이신	3,340mg	트레오닌	2,240mg
페닐알라닌	2,780mg	알라닌	4,750mg
시스틴	1,750mg	프롤린	2,730mg
이소로이신	2,800mg	티로신	2,210mg
트립토판	1,160mg	발린	3,390mg
아스파틱산	5,220mg	로이신	4,880mg
세린	2,350mg	메티오닌	1,310mg
글리신	3,300mg	알기닌	3,510mg
히스티딘	1,230mg		
비타민류			
성분	함량(100g당)	성분	함량(100g당)
비타민A	10,100㎍	비타민B12	0.87mg
카로틴	60,600㎍	비타민C	36.5mg
알파카로틴	13,100㎍	비타민D	59.7mg
베타카로딘	51,000㎍	비타민E	50.7mg
비타민B1	5.7mg	판토텐산	3.83mg
비타민B2	4.6mg	니코텐산	44mg
비타민B3	20mg	엽산	1.6mg
비타민B6	2.11mg		
미네랄류			
성분	함량(100g당)	성분	함량(100g당)
칼슘	1,260mg	구리	0.08mg
철분	225mg	망간	5.7mg
아연	4.1mg	요오드	0.5mg
칼륨	885mg	크롬	0.1mg
마그네슘	331mg	셀레늄	18㎍

클로렐라는 자연광합성배양(자연의 태양빛)을 통해 세포증식을 하는 배양방법으로 얻어지는 천연식물이자 식품이다. 최초로 클로렐라의 대량배양 기술에 성공한 것은 일본이다. 하지만 1964년 세계최초로 상업적인 목적으로 클로렐라를 생산하여 전 세계에 공급하기 시작한 곳은 대만 클로렐라이다. 그래서 대만 클로렐라를 '클로렐라 원조회사', '자연광합성 배양 대표회사'로 부르고 있다. 대만 클로렐라(TCMC)로부터 시작된 클로렐라의 배양에는 두 가지 원칙이 있다.

첫째, 자연광합성 배양의 원칙이고, 둘째, 종주로서 클로렐라-피레노이도사 (Chlorella-Pyrenoidosa) 종을 사용한다는 원칙이다. 자연광합성배양을 하는 타사도 클로렐라-피레노이도사 종을 사용할 수는 있으나, 대만 클로렐라의 종주와는 성분분석상의 영양소 수치에서 많은 차이를 보인다. 그 이유는 배양방식은 모방할 수 있어도, 클로렐라의 우수성을 평가하는데 가장 핵심이 되는 '종주'는 이전되지 않았기 때문이다. 특히, 자연광합성 배양으로 전 세계 최고의 우수한 라온 클로렐라의 원료로 사용되는 클로렐라 종주는, 대만 클로렐라가 오랜 연구 끝에 2007년 대만정부로부터 세계 최초로 '면역기능증진'의 유효성을 공식인증 받은 종주다. 일반 종주보다 CGF와 엽록소의 함량이 우수한 고가의 100% 천연 클로렐라 원료로서 완제품을 생산하는데 사용하기보다 주로 양질의 CGF를 추출하는데 사용되는 원료이다.

클로렐라라고 다 같은 클로렐라가 아니다. 어떤 클로렐라를 먹느냐에 따라 나의 건강이 개선될 수도 있고 변화가 없을 수도 있다. 클로렐라를 선택할 때 꼼꼼히 따져봐야 하는 것이 '세포벽 처리기술'이다. 클로렐라의 세포막 구조는 견고한 3중막 구조로 되어있어 외부의 바이러스로부터 자신을 보호한다. 마치 달걀의 모양과 흡사하다. 달걀의 껍데기는 물리적 충격 혹은 외부 이물질에 대해 생명체, 노른자를 지키기 위한 1차적 방어 체제이고, 그다음 흰자위가 둘러싸여 2차적 방어 체제를 형성한다. 자연 광합성을 받아 성장한 라온 클로렐라(RAON Chlorella)는 온도와 압력에 의한 독특하고 고유한 세포벽 처리기술을 도입했다. 이 기술을 활용하면, 셀룰로오스 성분인 세포벽을 파괴하지 않고 세포벽 안에 들어있는 노른자에 해당하는 인체 유용물질까지 최대한 살릴 수 있다. 그렇게 처리된 라온 클로렐라의 소화흡수율은 무려 82%에 이른다.

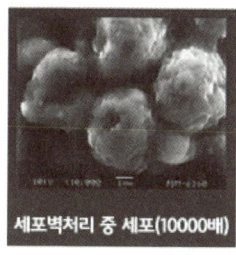 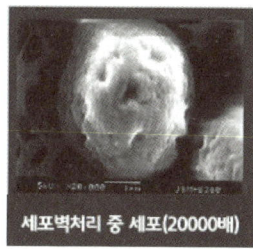 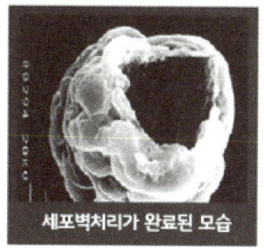

세포벽 처리기술

독소배출과 관련하여 라온 클로렐라 종주의 3중 세포막 구조는 인체에 유용한 특수 성분들을 많이 포함하고 있다. 세포벽 처리를 하지 않은 제품은 많은 양의 클로렐라를 섭취한다 하더라도 영양 흡수율이 떨어질 수밖에 없다. 또한 세포벽 처리를 했다 하더라도 클로렐라의 세포막인 셀룰로오스 성분을 어떤 식으로 보존했느냐에 따라 영양의 흡수율이 달라진다. 노른자에 해당하는 영양의 흡수를 위해 세포벽을 으깨면, 셀룰로오스 성분의 파괴로 장(腸)에서의 독소흡착 및 배출 능력이 낮아질 수 있다. 클로렐라는 모든 유해 중금속, 용해제 및 살충제를 흡착, 배출할 수 있다. 클로렐라가 중금속을 배출시키는 이유는 중금속 성분들이 단백질을 좋아하기 때문이다. 중금속 성분들은 단백질 덩어리인 클로렐라에 달라붙어 배출되어 나가게 된다.

라온 클로렐라는 정으로 만들 때도 압착하는 기술을 이용하여 첨가물이 단 1%도 포함되지 않았기에, 우리가 찾는 최고의 천연영양제 100%라고 할 수 있다. 클로렐라는 모자란 것은 채워주고 넘쳐나는 것은 배출시켜낸다. 클로렐라를 섭취하여 유해물질을 배출하고 모자란 영양을 보충하면, 면역력이 높아지고 피부도 건강해진다. 아토피가 심하지 않은 아이는 클로렐라만으로 피부가 건강해지는 경우도 있다. 또한 라온 클로렐라는 다른 영양제와 비교해 볼 때, 가격대비 오히려 저렴하다. 아기들은 한 통으로 수개월에서 반년까지 먹을 수 있고, 성인도 한 통으로 2개월 가까이 먹을 수 있다. 물론 최고의 효과를 얻기 위해서는 클로렐라 섭취 시 한 통으로 얼마나 오래 먹을 수 있느냐가 아니라, 섭취자의 상태에 맞게 얼마나 효율적으로 섭취하느냐가 중요하다. 라온 클로렐라를 섭취할 경우 가능하면 클로렐라 전문상담자의 도움을 받아 섭취하는 것이 가장 바람직하다.

6. 기어서 갔다가 걸어서 나오는 CGF

클로렐라를 만들어내는 생명력이 응축되어 있는 것이 바로 CGF(Chlorella Growth Factor)다. 2012년 9월 강호의 키 때문에 고민이 많았을 때, 대만 클로렐라로 부터 CGF 엑기스 원액을 얻게 되었다. 당시 일본에서는 "기어서 들어가던 사람이 걸어서 나왔다"고 할 정도로 CGF가 함유된 건강기능식품이 선풍적인 인기를 끌고 있었다. 대만에서는 피부완정연구소에 의뢰하여 이 CGF가 왜, 어떻게 좋은지 테스트해보고 결과를 알려달라고 했다. 나는 키 성장 제품에 빠짐없이 들어가는 성분이라는 말을 듣고 귀가 번쩍 뜨였다.

커뮤니티를 운영하다 보면 제품을 홍보하는 많은 사람들과 접하게 된다. 모두 하나같이 자신들의 제품이 좋다며 홍보하고 싶어 한다. 이미 나는 수많은 제품들을 경험해봤기에 7단계의 검증을 통해 제품을 선택한다. 1차로 필요성이 있는지 체크하고, 2차로 제품의 퀄리티를 보고, 3차로 신뢰할만한 업체인지 체크하고, 4차로 그 일을 하는 사람을 본다. 5차가 되어서야 나 자신과 가족들에게 테스트가 들어가고, 6차로 아토피로 인연이 있거나 사용해볼만한 지인들에게 검증을 한다. 7차로 신뢰할 만하고 효능이 좋다고 판단되면 커뮤니티 회원들에게 체험을 통해 최종 검증한다. 그리고 꼭 필요하고 좋은 제품이라면 수익이 있든 없든 판매한다.

먼저 검증을 위해 강호에게 먹여보았다. 처음 한 통째 먹었을 때는 별 차이를 느끼지 못했다. 두 통째 먹이자, 아이가 평상시보다 밥을 많이 먹기 시작했다. 식욕이 없던 아이가 밥 먹고 돌아서면 간식을 달라고 할 정도였다. 2013년 4월에 한 통, 5월에 한 통 이렇게 2달간 먹였는데, 2개월 만에 강호의 키가 무려 2.7cm가 자랐다. 2013년 5월 15일 커뮤니티에 올린 글에 당시 키를 재었던 사진이 올려져있다. 강호를 확인한 뒤 다른 완정법 식구들에게 먹여보았다. 예외 없이 키가 크거나 식욕이 증가하는 현상이 나타났다. 입맛이 돌아 잘 먹게 되니 키가 크는 것은 당연한 현상이었다.

이후 나는 아주 짧은 시간에 아이들의 성장을 좋게 하며 면역을 강화시키는 이 CGF를 공식적으로 수입하여 많은 사람들에게 알릴 방법을 고민했다. CGF는 고가의 고기능성 천연원료물질로 다른 첨가물이 전혀 혼합되지 않은 100% 원료로 대규모의 제약, 식품관련 제조회사에만 대량 공급되기에 소량 수입이 불가능했다. 더구나 그 자체를 개인의 섭취목적으로 직접 공급하는 경우는 지금까지 없었다. 게다가 일찍부터 CGF의 유용성을 간파한 일본 업체가 대만에 매년 대량의 주문을 전제로 아시아 독점권을 요구하고 있는 상황이었고, 피부완정연구소가 수입하여 공급한다는 것은 거의 불가능한 상황이었다.

그러던 중 모 잡지사에 우리 커뮤니티에 대한 기사가 실렸다. 상업적인 목적보다 아토피로 고통 받는 사람들에게 경험으로 얻게 된 귀중한 정보를 알리기 위해 운영하고 있다는 내용이었다. 마침 공급계약 협의 과정 중에 대만 클로렐라측이 이 기사를 보게 되었고, 정말 필요한 사람들에게 공급해보고 싶다는 순수한 열정이 전달되었다. 그것을 계기로 대만 클로렐라로부터 CGF 공급계약을 얻어내어 일단은 테스트 공급이 시작되었다. CGF를 공급하기 시작하자 "먹어보니 정말 좋다"라는 입소문이 나기 시작했다. CGF는 매번 수입할 때마다 완판되었고, 이제는 CGF가 아토피 완정법의 핵심적인 요소로 자리 잡게 되었다.

CGF는 클로렐라의 세포를 만들어 증식시키는 핵심물질로 '클로렐라 성장촉진인자'라는 뜻이다. 클로렐라 분말을 85~90℃에서 열수 추출하여 얻어지는 추출액을 농축한 것으로, 단일 물질이 아니라 DNA와 RNA를 포함하고 있는 일종의 '핵산복합체'이다. CGF는 세포의 단백질 합성과

에너지 생성을 주관하는 리보솜(ribosome)과 미토콘드리아(mitochondria)의 구조를 유지, 복원하는 기능을 한다. 따라서 CGF를 섭취하면 농약이나 중금속 등에 의해 손상된 세포막을 회복시키고 유해물질에 대해 방어력을 높일 수 있다. 또한 항암효과와 인체의 면역효과를 높이는 작용도 한다. 라온 클로렐라 한통 200g에는 고작 4~5%의 CGF가 들어있다. 추출과정을 거치면서 대략 2% 정도의 순수 클로렐라 핵산 성분인 CGF를 추출해낼 수 있다. 이 수치대로 계산한다면 CGF 500ml 한 캔을 만들기 위해서는 대략 라온 클로렐라 125통 정도의 분량이 필요하다. 현재 국내에서는 '기준규격 외 기타가공식품'으로 대만 클로렐라와의 계약에 의해 CGF 원액이 공식 수입되어, 한시적으로 피부완정연구소에서만 일반 공급이 가능한 상태이다.

CGF 액상형태는 주로 활력증강 기능성 음료에 사용된다. 화장품과 관련해서는 노화억제, 세포재생 등의 기능성 원료로 소량씩 사용되고 있다. 액상에 비해 고농도로 평가받는 CGF 분말의 경우, 식품분야에는 고기능성 분유, 이유식 등에 주로 사용된다. CGF가 '건강기능식품'의 한 품목으로 인정받고 있는 대만과 일본에서는 고가이기는 하지만, 간편한 개별포장형태로 출시되어 클로렐라와 더불어 직접 섭취하도록 하고 있다.

사실 CGF의 좋은 결과를 얻기 위해서는 순정 100%, 원액 그 자체를 직접 섭취해야 좋다. CGF가 첨가된 제품을 섭취하는 경우, 그 속에 함유된 CGF의 양이 너무 적어 CGF가 가지는 장점을 제대로 경험한다고 할 수 없다. 클로렐라를 제대로 섭취하려면 자연광합성배양을 기본으로 순정 100% 클로렐라를 섭취해야 하고, CGF를 섭취하려면 CGF 100%를 섭취해야 한다. 클로렐라든 CGF든 기타의 성분이 첨가된 것을 먹는 것은 옳지 않은 방법이다.

라온 클로렐라와 CGF만 꾸준히 섭취해도 시간이 지나면서 피부의 변화는 물론 면역력이 호전되는 사례를 많이 경험했다. 간혹 클로렐라와 CGF 둘 다 먹어야 하는지, 그 중 한 가지만 먹는다면 뭘 먹어야하는지 묻는 경우가 있다. 이에 대한 대답은 "같이 먹으면 좋다"이다. 그것이 어려울 경우, 클로렐라는 여러 가지 영양성분이 있으므로 종합영양제 먹는다 생각하고 먹으면 되고, CGF는 짧은 시간 안에 클로렐라의 유용성을 증폭시키거나, 빠른 회복력 기대와 성장관련 도움을 받고 싶을 때 선택하여 먹으면 된다. 물론 그 어떤 방법에라도 노니주스까지 더해진다면 최고의 시너지효과가 날 수 있다.

개인적으로 CGF와 관련된 마지막 바람은, 가능한 저렴한 가격에 필요한 사람들에게 지속적으로 공급했으면 하는 것이다. 현재 여러 가지 각도로 끊임없이 효율적인 방법을 찾고 있으나, CGF의 생산단가가 높고 아직은 소량생산의 어려움 등으로 인해 모든 상황이 여의치 않다. 하지만 최고 품질의 라온 클로렐라를 최상의 브랜드로 만들어낸 것처럼, 합리적인 가격으로 보다 많은 사람들이 CGF를 경험할 있도록 우리만의 CGF 브랜드를 만들 수 있기를 기대한다.

AUGUST 피부상태 (상.중.하) / 물 / 식단   2016 PLANNER

SUN	MON	TUE	WED	THR	FRI	SAT
	1 중 / 물 : 100ml 아침: 밥, 미역국, 김치 점심: 밥, 미역국, 멸치볶음 저녁: 밥, 미역국, 호박볶음	2 중 / 물 : 80ml 아침: 밥, 미역국, 김치, 배 점심: 밥, 미역국, 멸치볶음, 호박볶음 저녁: 밥, 미역국, 도라지나물, 김치, 배	3 하 / 물 : 120ml 아침: 밥, 된장국, 김치, 점심: 밥, 멸치볶음, 도라지, 김, 배 저녁: 밥, 된장국, 김, 호박볶음	4 중 / 물 : 150ml 아침: 밥, 두부, 김치, 배 점심: 밥, 된장국, 멸치볶음, 김치, 배 저녁: 밥, 된장국, 두부, 김, 호박볶음	5 중 / 물 : 220ml 아침: 밥, 된장국, 멸치볶음, 김치, 배 저녁: 밥, 된장국, 두부, 김, 호박볶음	6 상 / 물 : 200ml 아침: 밥, 콩나물국, 김치, 배 점심: 밥, 콩나물국, 호박볶음, 김치, 배 저녁: 밥, 김치볶음밥, 사과
7 상 / 물 : 200ml 아침: 밥, 콩나물국, 김치 멸치볶음 점심: 새우 볶음밥, 배, 바나나 저녁: 밥, 된장찌개, 김, 멸치볶음, 배	8 중 / 물 : 230ml 아침: 밥, 두부맑은국, 김치 사과 점심: 밥, 김, 참기름, 바나나 저녁: 밥, 두부맑은국, 김치, 멸치볶음, 배	9 중 / 물 : 300ml 아침: 밥, 두부맑은국, 멸치볶음, 김, 김치 점심: 새우김치볶음밥, 맑은국, 김, 바나나 저녁: 밥, 두부맑은국, 조기구이	10 중 / 물 : 340ml 아침: 새우구이, 콩밥, 김 점심: 애플파이, 우유 저녁: 김치볶음밥, 단무지, 딸기	11 상 / 물 : 360ml 아침: 김밥 (당근, 우엉, 단무지, 달걀), 김치국 저녁: 삼겹살, 김치, 상추, 참기름, 치즈, 배	12 중 / 물 : 400ml 아침: 미역국소고기, 김치 점심: 야채 볶음밥 당근, 양파, 호박), 치즈, 사과 저녁: 밥, 된장찌개, 김치, 시금치나물, 사과	13 중 / 물 : 450ml 아침: 현미밥, 마른김, 간장 김치, 사과 점심: 새우김치볶음밥, 우유 저녁: 소고기 로스구이, 김, 현미밥, 된장찌개
14	15	16	17	18	19	20
21	22	23	24	25	26	27

7. 아토피를 이기는 올바른 식습관

아토피를 극복하기 위해서는 음식 관리가 중요하다. 다음은 효율적인 아토피를 이기는 식습관이다.

습관 1. 아토피 일지를 쓴다.

아토피 일지를 쓰면서 그날 먹은 것을 기록하면 음식관리에 많은 도움이 된다. 피부상태는 주기적으로 좋아졌다 나빠졌다를 반복하는데, 이를 아토피 일지에 기록하면 피부의 주기나 음식반응을 한눈에 알아볼 수 있다. 탁상 달력을 한 개 마련하여 그날 먹은 것과 피부상태를 해당 날짜에 기록하면 된다. 그러면 주기에 의해 심해졌는지, 음식반응으로 심해졌는지 확인할 수 있고, 원인도 파악하여 대응할 수 있다.

피부가 좋아지기 시작해서 당분간 좋은 상태를 유지할 시기인데, 갑자기 가려움과 아토피가 심해진다면 나쁜 음식을 먹은 것은 아닌지 일지를 확인해야 한다. 또 이전에 심했을 때보다 더 심하게 올라온다면 원인이 음식이나 환경에 있을 확률이 높다. 반면 정상적인 주기를 타고 올라오는 아토피는 갑자기 심해지지 않는다. 좋은 상태를 유지하다가 이전 주기 때보다 약하게 올라온다. 주기를 거듭하면서 서서히 심한 정도가 줄어들면 아토피가 좋아지고 있다는 징후이다. 이런 증상들은 모두 스테로이드를 사용하지 않은 상태에 해당된다. 스테로이드를 사용할 때는 피부가 스테로이드의 스케줄대로 움직인다. 약 효과가 다 되면 올라오기 시작하고 약을 발라주면 가라앉기 때문이다.

습관 2. 유기농 사이트를 이용한다.

음식은 무농약 이상, 가급적 유기농 재료를 사용한다. 식재료는 신뢰할 만한 곳에서 주문하는 것이 좋다. 예전에는 유기농 사이트나 매장이 많지 않았지만, 요즘은 친환경 재료를 공급하는 매장들이 많아져서 선택의 폭이 넓다. 유기농 사이트는 생활협동조합 형식으로 여러 사람들의 출자금으로 모여서 만들어진 곳을 추천한다. 이런 곳은 일반마트보다 제품을 깐깐하게 선정한다. 원산지나 첨가물을 확인하는 습관도 필요하다. 첨가물이 들어간 무늬만 유기농이 판치고 있기 때문이다.

나는 생협이나 한살림, 무공이네 같이 오프라인 매장이 있는 온라인 사이트를 이용할 것을 추천하고 싶다. 대형마트에서 장을 보면 10만원어치를 사도 별로 먹을 것도 없고, 충동구매를 하기 쉽다. 반면 온라인 유기농 사이트는를 이용하면 꼭 필요한 것만 주문할 수 있다. 가격도 마트에 비해 싸다. 생협은 월 회비를 낸다고 하더라도, 회원 구매가격이 타 유기농 제품보다 훨씬 저렴하기 때문에 결과적으로 이익을 볼 수 있다. 월 회비가 없는 한살림은 조금 비싸다는 단점이 있지만, 자주 이용하지 않으면 월 회비가 없기 때문에 오히려 경제적이다. 무공이네는 월 회비도 없으면서 생협만큼 저렴한 편이다. 무공이네 대표님의 친환경 사랑에 대한 가치관을 듣고 난 뒤부터 나는 저렴한 무공이네 오프라인 매장을 자주 이용하고 있다. 유기농 재료는 비싸다는 선입관이 있어서 선뜻 사기가 망설여진다. 하지만 이런 사이트나 매장을 잘 활용하면 오히려 싸게 좋은 식재료를 살 수 있으며 아토피가 있는 사람뿐만 아니라, 온 가족이 건강해질 수 있다.

습관 3. 음식반응을 체크한다.

같은 원료의 음식이라고 하더라도 조리법에 따라 각각 먹어보고 반응을 확인해야 한다. 예를 들어 쌀이라면 쌀만 볼 것이 아니라 현미, 찹쌀 등도 반응을 각각 확인해봐야 한다. 콩도 마찬가지다. 두부, 청국장, 된장 등의 반응을 따로 확인해야 한다.

먹고 나서 바로 1시간 내에 반응이 나타나면 아주 심한 알레르기다. 오전에 먹으면 오후에 피부에 반응이 오기도 하고, 오전에 먹고 낮 동안 괜찮다가 저녁부터 반응이 오기 시작하기도 한다. 보통 음식 반응은 먹고 나서 1~2일까지 살펴봐야 하는데, 육류는 소화되는 시간이 오래 걸리기 때문에 장에서 머무는 3일 정도까지 확인해야 한다.

습관 4. 이유식을 관리한다.

아토피가 있는 아기들은 이유식을 가급적 늦게 시작하는 것이 좋다. 조금이라도 더 성장할 시간을 주기 위해 꽉 찬 6개월 마지막 시점에 이유식 시작을 권한다. 철분이나 영양이 모자랄 것을 우려하여 아토피가 있음에도 6~7개월 된 아기에게 매일 소고기를 먹이는 엄마가 있는데, 육류를 과도하게 먹으면 아토피가 올라올 위험이 있다. 육류는 가능하면 야채 테스트가 끝나고 시도할 것을 권한다. 그리고 꼭 필요한 권장량 정도만 먹이면 된다. 육류 알레르기 반응이 없다면 피부가 심한 시기를 지나고 나서 주 2~3회 정도, 1주일에 손바닥 정도의 양을 먹여주면 된다.

습관 5. 평소에 음식을 가려먹는다.

성인아토피는 유아아토피에 비해 음식 자체의 반응이 심하지 않다. 하지만 음식 반응이 없다 하더라도 나쁘다고 생각되는 음식은 기본적으로 조심해야 한다. 평소에 최소한 무농약 이상, 가급적 유기농 재료로 만든 음식을 먹으면 좋다. 성인은 아이에 비해 면역력이 강하다. 상식적으로 몸에 안 좋다고 알려진 정크푸드를 피하고, 지속적으로 음식관리를 해나가면 아토피를 잘 이겨낼 수 있다. 단, 이는 어디까지나 탈스를 하고 난 후 관리할 때의 이야기다.

습관 6. 합성조미료를 쓰지 않는다.

양념을 할 때는 백설탕, 백소금, 백밀가루 등의 3백색을 조심해야 한다. 대부분 수입에 의존하는 밀가루는 알레르기를 일으키는지 여부를 떠나 방부제, 농약, 표백제 등 나쁜 성분들이 함유되어 있다. 그래서 밀가루는 2년 넘게 두어도 썩지 않는 경우가 많다. 양념은 유기농 설탕이나 불순물을 제거한 짜지 않은 구운 소금 같은 것을 사용한다. 밀가루는 밀반응이 없을 경우에 한해 무농약 또는 유기농 밀을 사용한다. 여기에 집에서 만든 국 간장, 된장, 고추장 정도 추가하면 조미료를 쓰지 않아도 얼마든지 맛있게 요리가 가능하다. 파는 간장, 된장, 고추장에는 대부분 화학조미료가 포함되어 있어 첨가물 표시확인이 필수다.

흔히 아토피는 평생 관리해야 한다고들 말한다. 하지만 그것은 잘못된 생각이다. 아토피도 음식을 잘 관리하면 나중에는 충분히 정상적으로 생활할 수 있다. 친환경 식생활을 하는 사람이 늘어날수록 판매하는 곳도 활성화되고 가격은 더욱 저렴해진다. 아토피 때문만이 아니라 가족의 건강을 위해 내 주위의 사람들에게 올바른 식습관을 전파하자. 한 사람, 두 사람 변화되어 간다면 이 땅에 건강한 식생활 문화가 정착되리라 믿는다.

8. 예방이 치료보다 100배 낫다

몇 년 전에 한 아토피 민간요법이 화제가 된 적이 있다. '미강유'라는 쌀겨에서 채취한 기름을 피부에 바르며 환경과 음식을 철저하게 관리하는 방법이었다. 무균실을 방불케 할 정도로 깨끗하게 집안 청소를 하고, 진드기를 완벽하게 제거하기 위해 매일 이불을 털고 말린다. 아이를 외부환경과 완전히 차단시키고, 모든 단백질을 제한하면서 철두철미하게 피부 관리를 했다. 하지만 그렇게 관리 받은 아이는 뜻밖에도 구루병 진단을 받게 되었다. 구루병은 비타민 D의 결핍으로 뼈가 꼽추처럼 변형되고 발육이 늦어지는 병이다. 음식을 제한하면서 외부환경과 차단되고 햇빛을 받지 못한 것이 그 원인이었다. 칼슘의 흡수를 돕는 비타민 D는 하루에 20분만 햇빛을 받아도 충분한데, 그 아이에게는 그마저도 허용되지 않았던 것이다.

이처럼 일반적인 민간요법은 결벽증에 가까울 정도로 부지런해야 할 수 있다. 그렇다고 그 결과가 항상 좋은 것만도 아니다. 아토피 자체가 힘들기 때문에 너무 철저하게 관리하다보면 곧 지치게 된다. 다행히 아토피 완정법은 게으른 엄마도 할 수 있는 최소한의 관리다. 내가 말하는 '게으른 엄마'란 개미와 베짱이의 게으른 베짱이를 말하는 것이 아니다. 육아에 소질이 없거나 직장일 때문에 집안일에만 올인할 수 없는 '보통 엄마'를 말한다. 누구나 슈퍼맘이 될 수는 없지 않은가? 보통의 게으른 엄마들도 할 수 있는 아토피 예방법을 몇 가지 소개하고자 한다.

예방 1. 집먼지 진드기를 예방한다.
집먼지 진드기는 기본적인 관리만 해주면 충분히 차단이 가능하다. 진드기는 열에 약하기 때문에 -15℃ 이하나 35℃ 이상의 온도에서 살지 못한다. 또한 60% 이하의 습도에서도 살지 못하는데, 특히 50% 이하가 되면 2주 안에 거의 자취를 감춘다. 천 소파, 카펫, 침대는 습기를 흡수할 수 있는 패브릭 제품을 피하는 것이 좋고, 이불이나 옷은 형광증백제를 사용하지 않은 100% 면을 사용해야 한다.
진드기를 제거할 때는 사체나 분비물까지 제거해야 하는데, 60℃ 이상의 뜨거운 물에 삶거나, 햇빛에 바짝 말리고 탁탁 털어서 죽은 진드기의 사체를 제거해야 한다. 200만 원짜리 비싼 진드기 제거 청소기로 매일 정성껏 청소해도 근본적인 원인 해결이 되지 않으면 의미가 없다. 청소할 때는 미세먼지가 다시 배출되지 않는 청소기를 사용하고, 떠다니다가 가라앉는 먼지를 제거하기 위해 물걸레로 바닥을 닦아준다. 이 정도가 내가 말하는 '기본'이다. 최소한의 기본이라고 해서 집안을 온통 도떼기시장처럼 해놓으면 안된다. 그건 기본이 아니라 '기본 이하'다. 아토피에 최소한의 환경관리는 반드시 필요하다.

예방 2. 모기장을 사용한다.

아토피가 있거나 알레르기 체질인 경우 모기에 물리면 몸이 붓고 아프다. 아무리 모기가 두려워도 모기향 사용은 금물이다. 모기향의 화학성분이 아기 몸에 흡수되면 아토피가 올라올 수 있기 때문이다. 여름에 모기를 해결하는 방법은 딱 한 가지뿐이다. 바로 모기장이다. 모기장은 다소 불편할 수 있지만 환경호르몬으로부터 안전하면서도 모기로부터 해방되는 최고의 방법이다. 모기장만을 말하는 것이 아니다. 썬크림 같은 경우 화학성분이 기본 원료이므로 천연은 없다. 유기농 썬크림이라고 하는 것은 화학성분인 자외선 차단 원료에 유기농 재료를 첨가한 것을 말한다. 물놀이를 할 때 팔이 긴 래쉬가드를 입고 모자를 쓴다거나 하는 식으로 인공적인 것을 배제하고 해결할 수 있는 방법을 생활화 하라는 뜻이다.

예방 3. 친환경 세제를 사용한다.

세제는 가능한 천연 원료로 만든 제품을 사용해야 한다. 시중에서 판매하는 제품 중에는 신뢰할 만한 것이 없어서 내가 직접 만들기로 했다. 유통 시장과 공장을 직접 찾아다니며 원료를 확인하고, 생산 공정을 체크하며 오랜 시행착오를 반복한 끝에 2010년 탄생한 제품이 순샴푸와 순세제다. 남이 아닌 내 아이, 내 가족이 사용할 제품이기에 더욱 깐깐하게 체크했고, 최고의 재료를 최저로 공급하고자 했다. 시중에 나와 있는 친환경 샴푸나 세제는 원료가 고급인 만큼 고가로 판매하는 경우가 많다. 그러나 이렇게 어렵게 개발한 순샴푸와 순세제는 중간 유통마진이 거의 없이 서비스 차원에서 제공되고 있다. 가격대비 최고의 천연원료로 만들었기에 한번 써본 사람은 순샴푸와 순세제만을 사용한다.

예방 4. 가급적 물티슈를 쓰지 않는다.

시중에서 판매하는 물티슈는 가급적 쓰지 않는 것이 좋다. 요즘은 아기들의 위생을 위해 DIY 물티슈를 사용하는 사람이 늘어나고 있다. DIY란 'Do It Yorself'의 약자로 필요한 물건을 직접 만들어서 사용한다는 뜻이다. DIY 물티슈는 건조한 천에 물을 부어 사용하는데, 24시간 지나면 세균의 번식이 우려되므로 매번 새로 만들어 사용하거나, 그날 만든 것은 그날 다 사용해야 한다. 물티슈는 간단하게 닦아야 하는 경우에만 사용하고, 집안에서는 가급적 물로 씻어주는 것이 더 좋다. 아기가 변을 보았을 때는 피부에 자극이 가지 않도록 완정비누를 사용하여 씻어준다.

예방 5. 유리그릇을 사용하고 플라스틱을 피한다.

도자기로 된 식기 중에는 납 성분이 포함된 제품도 있으므로 유리그릇을 사용하는 것이 좋다. 아기 장난감이나 도구들도 가급적 플라스틱은 피하고, 원목이나 천으로 된 장난감을 사용하는 것이 좋다. 그나마 안전한 플라스틱 재질은 PCT(폴리 시클로헥산 디메틸렌 테레프탈레이트), PE(폴리 에틸렌), PES(폴리 에테르 설폰), PET(페트, 폴리 에틸렌 테레프탈레이트), PP(폴리프로필렌) 등이다. 반면 주의해야 할 플라스틱 재질은 PVC(폴리염화비닐), PC(폴리카보네이트), PASF(폴리아릴설폰), PS(폴리스티렌) 등이다. 플라스틱 제품은 원료의 이름이 영문으로 표기되어 있으므로, 꼭 구입해야 하는 경우 이 정도 재질은 기억해두면 안전한 제품을 구매할 수 있다.

그것도 외우기 힘들다면 재활용을 쉽게 하기 위해 국제표준기구(ISO)에서 숫자와 재질별로 정해놓은 번호가 있다.

1. PETE(Polyethylene terephthalate) 안정된 물질, 페트병 같은 음료수 병, 케첩용기
2. HDPE(High-density polyethylene) 고밀도 안정된 물질, 불투명한 플라스틱, 우유병, 주스병
3. PVC(Polyvinyl chloride) 소각 시 다이옥신의 발생가능성 있으며, 음식물 포장하는 비닐 랩, 전선 피복재, 파이프 등에 사용됨
4. LDPE(Low-density polyethylene) 저밀도 안정된 물질로 플라스틱 필름, 쓰레기 봉투, 지퍼백, 기저귀
5. PP(Polypropylene) 자동차 배터리 케이스, 병뚜껑처럼 단단한 재질에 쓰임
6. PS(Polystyrene) 세제병, 음식 포장, 스티로폼 접시, 식기 등이 포함
7. Mixed plastic 주로 PC 폴리카보네이트 재질, 캔의 코팅 재질

이 중 안전한 것은 1, 2, 4, 5번이며, 피해야 할 것은 3, 6, 7번이다. 플라스틱 제품을 사용할 때는 이 3가지 재질을 꼭 확인하고 사용하기 바란다. 외우기도 어렵지 않다. 좋지 않은 것은 PVC, PS, PC 이 세 가지다. 꼭 기억하자.

아토피에는 티끌 하나 없이 청소하는 것이 중요한 것이 아니라, 평상시에 친환경 생활을 실천하는 것이 중요하다. 맘껏 뛰어놀고 한껏 햇빛을 쪼이고 자연과 가까워져야 한다. 어떤 문제가 닥치고 나서 수습하기보다 미리미리 건강을 위한 일상을 생활화하면 아토피도 충분히 예방할 수 있다. 한 번의 예방이 백번의 치료보다 낫다는 말이 있다. 모든 사람들이 조금만 더 신경 써서 친환경 생활을 실천해나가면, 내 가족의 건강을 위협하는 나쁜 제품이 더 이상 발 디딜 틈이 없어질 것이다.

9. 새집 줄게, 헌집 다오

여진(가명)이는 26개월 때, 새집으로 이사 온 후 아토피가 급속도로 심해졌다. 모든 나쁜 먹거리를 제한하고 열심히 보습을 했지만, 가라앉을 기미가 보이지 않았다. 병원을 방문하는 횟수가 많아졌고, 약을 써도 매일 피가 나도록 긁고 잠을 자지 못했다.
여진이의 6개월 된 동생도 마찬가지였다. 동생은 태어날 때부터 아토피 증상이 있었던 건 아니지만, 새집으로 이사 온 뒤 배에 오톨도톨한 증상이 나타났고 귀 뒤, 목 앞 접히는 부분, 사타구니 접히는 부분까지 이상 증상이 생기기 시작했다.
여진이는 원래 알레르기 기질을 가지고 있던 아이였다. 새집으로 이사 오면서, 새집 환경호르몬 때문에 아토피가 급속도로 심해진 케이스다. 여진이의 동생도 면역이 아직 튼튼하지 못한 상태에서 새집 환경호르몬에 노출되면서 새집증후군이 나타나게 되었다.

새집증후군이란, 새로 짓거나 리모델링한 건물에서 화학물질이 방출되어 두통이나 눈이 따가운 증상, 가려움이나 습진이 생기는 현상을 말한다. 당장 코로 느낄 정도로 냄새가 나지 않더라도 지은 지 5년 내의 집에서는 화학물질이 배어나온다. 이러한 화학물질을 환경호르몬이라고 하는데 포름알데히드, 아세트알데히드, 톨루엔, 크실렌, 스틸렌, 에틸벤젠 등의 물질이 들어있다. 이노우에 마사오의 《새집증후군의 방지와 대책》에 의하면, 집을 지을 때 원료로 사용되는 합판, 건축자재나 벽지, 벽지의 접착제, 가구 등에 사용되는 환경 호르몬은 5년이 지나서야 83%가 감소했다. 이런 유해 성분들이 5년간 뿜어져 나와 인체에 흡수되는 것이다.

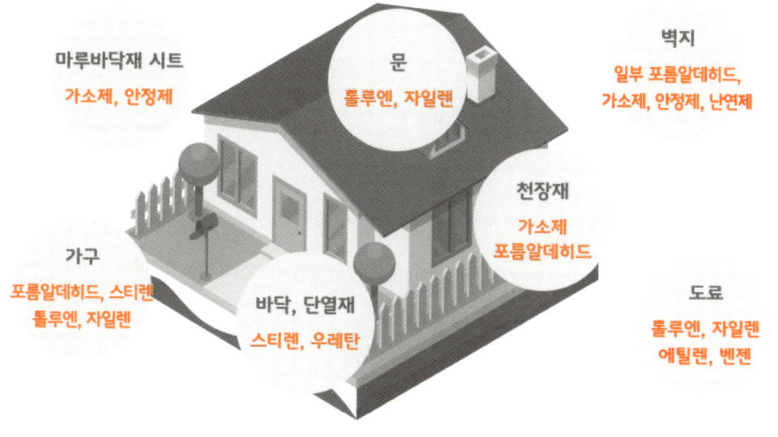
새집증후군 화학과민증을 일으킬 수 있는 유해물질

건축자재는 온통 화학물질 덩어리다. 장판은 플라스틱 재질로 말랑말랑하게 하기 위해 가소제를 넣는다. 이것 때문에 바닥온도가 높아지면 DOP(Dioctyl phthalate)라고 하는 환경호르몬이 검출된다. 벽지는 원료의 90% 이상이 프탈레이트가 배출되는 PVC(polyvinyl chloride)다. 아파트 마루 접착제는 인체에 유해한 VOC 휘발성 유기화합물을 뿜어낸다. 벤젠은 호흡곤란과 백혈병을, 톨루엔은 두통과 전신마비를 일으키고, 자일렌은 성장장애와 임신독성을 일으킨다. 문제는 이런 것들이 앞으로 어떻게 몸으로 나타날지 모른다는 점이다. 톨루엔이 함유된 유성 접착제는 수용성 접착제에 비해 휘발성 유기화합물이 최대 수십 배까지 더 배출된다.

포르말린은 인체 발암성 환경오염 물질로 새집증후군의 주된 원인물질이다. 액상인 포르말린은 단백질과 잘 반응해 살균제, 시체방부제, 목재방부제 등으로 사용되며, 공기 중에 휘발된 기체상태로 존재하는 포름알데히드는 천식이나 알레르기를 일으킨다. 벽에는 포름알데히드, 휘발성 유기화합물, 라돈, 1급 발암물질 석면 등의 유해물질이 배출된다. 바닥에는 접착제나 시멘트, 각종 마감재에서 포름알데히드, 휘발성 유기화합물이 검출되고 있다. 이런 물질의 분자량은 공기보다 무거우므로 바닥 아래로 고이는 특성이 있어, 기어 다니는 아기나 어린 아이들에 노출되면 더 심한 영향을 미친다. 신축학교인 새학교 증후군도 마찬가지다. 지은 지 1년 된 고등학교 독서실에서는 포름알데히드 수치가 높게 나온다. 모 방송 뉴스에 따르면, 서울시 교육청이 신축학교를 중심으로 전국 초중고 55곳을 조사한 결과, 환경호르몬 물질이 기준치를 초과한 학교가 절반을 넘었다.

환경호르몬에 대해 경각심을 가지고 있는 사람은, 새집으로 이사 갈 때 환경호르몬 제거 시공을 하고 들어간다. 새집증후군을 우려하여 친환경 재료로 짓거나, 리모델링을 하기도 한다. 최근 지은 아파트는 고급 자재를 사용하여 예전만큼 새집 냄새나 환경호르몬의 영향을 덜 받는다. 그럼에도 불구하고 새집증후군은 나타날 수 있다. 새집증후군 시공을 해도 새집냄새가 그대로이고 실제 환경호르몬이 제거된 효과를 검증할 수 없다. 피부완정연구소에서 오랜 기간 동안 새집증후군 시공 사업을 시행한 결과 환경호르몬이 제거되는 효과가 별로 없다는 결론을 내리고 시공 사업을 중단했다.

정민이네는 모든 재료를 천연재료로 바꾸고 이사를 갔는데도 아이에게 아토피가 생겼다. 그동안 아토피 완정법을 하면서 해결할 수 없었던 문제 중 하나가 집 내부 환경이었기에, 나는 고민을 거듭할 수밖에 없었다. 새집증후군을 피할 수 있는 가장 좋은 방법은 새집으로 이사를 가지 않거나 리모델링을 하지 않는 것이다. 특히 페인트는 칠하지 않는 것이 최선이다.

원래 알레르기 기질이 있던 아이를 새집 환경호르몬에 노출시키는 것은 불난 곳에 휘발유를 뿌리는 것이나 다름없다. 아무런 증상이 없던 아이들도 새집에 노출되면 피부의 이상 증상이 생기거나 아토피가 나타날 수 있다. 특히 면역이 약한 아이들, 노인들은 그 유해물질들을 이겨낼 힘이 약해서 더 심각하게 반응한다. 건강한 성인도 밖에서 활동할 때는 멀쩡하다가 집에만 들어가면 두드러기 증상이 생기기도 한다.

어쩔 수 없이 새집으로 가거나 리모델링을 해야 한다면 천연의 재료로 사용하고 자연 베이크아웃을 해야 한다. 새집으로 들어가기 전 보일러를 세게 틀고 환기시키기를 반복하면서 충분히 환기를 시키고 최대한 천천히 입주하는 것이 좋다. 숯이나 공기정화 식물을 세팅하고 미세먼지가 없는 날에는 매일 환기를 시켜야한다. 겨울에 문을 닫은 상태로 보일러를 가동하고 환기를 하지 않으면 피부가 심해지는 경우가 많다. 춥더라도 매일 환기는 필수이다. 그것이 여름보다 겨울에 더 심해지는 이유가 되기도 한다. 그리고 기본적으로 먼지가 없는 청결상태는 반드시 유지해야 한다. 새집증후군의 가장 좋은 해결방법은 새집으로 들어가지 않는 것이고, 꼭 가야한다면 그것을 이겨내는 몸과 피부를 만들어 주는 것이 근본적인 해결방법이다.

10. 감사는 아토피도 낫게 한다.

감사하는 마음은 아토피 치유의 핵심이다. 생각과 마음이 부정적이라면 아무리 완정법이라 할지라도 좋은 결과를 얻기 힘들다. 사람들은 힘들 때, 하루에도 수없이 나쁜 말을 하게 된다. 그러나 내가 내뱉는 말은 결국 나에게 다시 돌아온다. 감사에 초점을 맞추면 날마다 감사할 일이 생기고, 불평에 초점을 맞추면 날마다 불평할 일이 생긴다. 행복은 감사의 문으로 들어오고, 불평의 문으로 나간다는 말이 있다. 불행한 사람도 감사하면 행복한 사람이 되듯이, 아무리 힘들어도 뭔가를 할 수 있음에 감사하면 행복이 찾아온다. 아토피 자연치유 완정법을 하면서 '괜찮다 이겨낼 수 있다'라는 긍정의 마음을 갖는다면 반드시 해낼 수 있다. 이것이 성공률 100%에 가까운 아토피 완정법의 비법이다.

간혹 눈팅만 하면서 관리법을 모방하여 혼자 해보려는 사람들이 있다. 이런 사람들은 피부상태가 좋을 때는 소식이 없다가 심해지면 다급하게 도움을 요청한다. 원인을 찾아서 교정하면 금방 제자리로 돌아가기는 하지만, 아쉬울 때만 찾아오는 사람보다 항상 함께하는 완정가족들에게 하나라도 더 챙겨주고 싶다.

혼자하면 안 되는 것은 방법 때문이 아니다. 아토피를 극복하다보면 누구에게나 지치고 포기하고 싶은 순간이 찾아온다. 그 힘든 시기에 정서적인 지지를 해주는 것이 아토피 완정법의 역할이다. 서로 위로해주고 격려해 준다면 끝까지 이겨나갈 힘을 얻을 수 있다. 또한 여러 사람이 완정법을 함께하면서 서로를 위해 기도한다. 엄마 혼자 기도하는 것보다 완정을 함께하는 몇 천 명이 함께 기도하면 긍정의 힘도 몇 배가 되고, 더 빨리 호전되는 것은 당연하지 않을까?

마츠다 미히로는 《그만두는 힘》에서, 과거에 얽매이기를 그만두고 꿈을 이야기하라고 말한다. 과거가 어떤 모습이든 간에 미래는 지금 이 순간부터 우리들이 만들어 가는 것이다. 한계를 벗어버리고 내가 원하는 깨끗한 피부의 이미지를 떠올리자. 아토피를 공감하고 지지해주는 사람들과 함께 할 수 있다면 그리 어렵지 않을 것이다. 아토피가 좋아지길 원한다면 그것을 여러 사람들과 함께 공유하고, 그들에게 공감을 얻어 보자. 공감해 주는 사람들이 마음속으로 여러분을 응원하고 함께 움직여줄 것이다. 내가 이 일을 하면서 확신을 가지고 나아갈 수 있는 원동력도 서로 공감하며 긍정의 기운으로 일하기 때문이다.

현대 '호오포노포노'의 창시자 이하레아카라 휴 렌 박사는, 패스트푸드를 먹으면서도 감사하는 마음을 가지면 맘껏 먹어도 건강하다고 한다. 불량식품보다 위험한 건, 음식을 대하는 부정적인 인식이다. 그렇다고 그런 음식을 막 먹으라는 뜻은 아니다. '피할 수 없으면 즐겨라'는 말이 있는 것처럼, 아토피로 인해 나쁜 먹거리를 제한한다 하더라도 이왕 먹어야 한다면 좋은 마음으로 먹어야 한다는 뜻이다. '음식아, 사랑해! 내가 너를 먹으니 행복해! 나쁜 취급해서 미안해, 용서해, 내 몸에 들어가 좋은 영양으로만 쓰게 해줘, 그렇게 해줘서 감사해!' 사랑과 긍정의 마음으로 나쁜 것들을 정화시키면 상상을 초월하는 효과를 얻게 된다.

아울러 지혜로운 엄마라면 아토피만 보지 말고 아이를 보아야 한다. 내 아이가 여섯 살이 되었을 때 '나는 과연 무엇을 했던가?' 하는 회의가 들었다. 아토피만 보고 있느라 태어나서 가장 귀여운 아기일 때, 돌 지나 재롱을 부리면서 예쁘게 성장할 때, 처음으로 엄마라고 했을 때, 처음 걷기 시작했을 때, 처음 기저귀를 뗐을 때의 경이로운 과정들이 기억에 별로 남아있지 않다. 변변한 사진도 없다. 아이가 아프면 노이로제 걸린 사람처럼 기겁을 하고, 오직 감기 걸리지 않는 방법, 아프지 않을 수 있는 방법만 찾았던 것 같다. 아토피로 인해 잃어버린 것은 건강인데, 어느새 내 마음속에 감사까지 잃어버렸음을 깨달았다.

힘든 내 마음을 달래기 위해 아토피에만 집중했다. 그 사이에 낀 큰 딸도 희생자다. 동생의 아토피 때문에 한창 사랑과 관심을 받고 자라야 할 나이에 방치되었다. 그럼에도 불구하고 너무나 긍정적이고 해맑게 중학교 2학년을 잘 보내주어 그저 감사할 따름이다. 행복을 찾기 위한 기나긴 여정을 지나 정신을 차리고 보니 어느새 강호는 여섯 살이 되었고, 그 아이에 대한 짠한 가슴은 열 살이 된 지금도 후회로 남아있다. 그때 감사의 마음을 더 가졌더라면 어땠을까? 하루하루가 보다 행복했을 것이고, 소중한 것들을 잃지 않았을 것이다.

아토피 완전정복법을 찾아 헤맨 긴 시간 끝에 하나님께서 나에게 이런 시련을 주신 이유를 깨달았다. 나를 통해 힘든 가운데 있는 사람들을 돕는 것과 아토피와 나의 인생에서 잃어버린 감사를 되찾게 해주는 것이었다. 잃어버린 감사를 다시 찾아 모든 관계를 회복하고, 이제 나와 아이는 평범한 엄마와 아들로 가족의 일원이 되었다. 진정 아이가 건강하기를 바란다면 아이의 아토피만 볼 것이 아니라, 감사하는 마음으로 그 나이 때가 아니면 볼 수 없는 아이의 참모습을 바라봐야 한다.

먼저 아이가 엄마를 어떤 눈으로 바라보고 있는지 아이의 중심에서 생각해 보자. 엄마가 아이 때문에 힘들어하고 불행한 모습을 보인다면, 아이도 스스로 불행한 아이라고 생각한다. 부모가 어려운 상황에도 의연하고 지혜롭게 대처하면 아이도 이를 보고 배운다. 부모가 감사하면 아이도 감사하고, 부모가 행복하면 아이도 행복하다.

우리나라 아이들은 열일곱 살이 될 때까지 "넌 할 수 없어"라는 말을 평균 15만 번 듣는다고 한다. 그에 반해 "그래 넌 할 수 있어"라는 말은 약 5,000번이다. 부정과 긍정의 비율이 약 30배 차이가 나는 것이다. 이런 이유로 아이들은 자라면서 점점 자신감이 땅에 떨어진다.

나는 감사를 알게 된 후 강호에게 늘 말한다. "너는 소중한 사람이야! 앞으로 장차 큰일을 해낼 거야. 많은 사람들로부터 사랑받고, 모든 사람들을 사랑할 줄 아는 사람이 될 거야. 너가 있어서 행복해 그리고 감사해! 아토피 때문이 아니라 건강을 위해 좋은 음식을 먹는 거야." 아토피가 있다면 평범한 삶이야말로 너무나 소중하고 감사한 삶이라는 사실을 알게 된다.

완정법의 가장 큰 힘은 감사하는 긍정의 마음이다. 아토피를 무조건 혐오하고 싫어할 것이 아니라, 잘 구슬려 떠나보내야 한다. 호오포노포노의 주문처럼 모든 일은 나로 인해 일어나는 것임을 인정하고 나의 생각과 마음을 정화시켜야 한다. '아토피야! 나는 너를 사랑해, 너를 미워해서 미안해, 이제 그만 내 몸에서 떠나줘, 네가 내게 오게 한 나를 용서해! 나를 떠나줘서 고마워!' 이렇게 미워하지만 말고 감사와 사랑의 마음으로 아토피를 달래고 돌려보내면 된다. 이렇게 간절한 기도와 감사한 마음으로 최선을 다 한다면 반드시 원하는 결과를 얻을 수 있을 것이다.

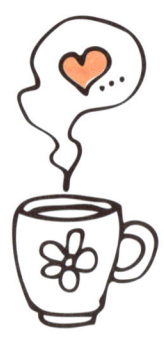

5장

아토피 완정스토리

5장

아토피 완정스토리

1. 아토피 완정법 120일 총정리

아토피의 원인은 크게 5가지로 분류된다. 첫째 음식, 둘째 유전, 셋째 스트레스, 넷째 피부장벽의 문제, 마지막으로 환경의 문제다. 이러한 것들이 우리의 면역시스템에 문제를 일으키면, 우리 몸은 이상 없는 물질을 침입자로 오인해 알레르기 반응이 나타나게 된다. 유전성이 있든 후천적이든, 아토피가 생긴 이후에는 거의 대부분 먹거리와 환경이 관건이다. 특히 내가 먹는 것이 내 몸이 되므로, 일상에서 먹는 음식이 가장 중요하다. 어떤 이유로 알레르기를 유발하든 내가 그것을 이겨낼 힘이 있다면, 원인은 중요하지 않다. 이러한 알레르기 반응, 즉 아토피를 이겨내려면 건강에 좋은 음식을 섭취하면서 그 근본 원인이 되는 면역시스템을 복원하면 된다.

스테로이드 성분이 들어간 약을 먼저 쓰기보다 우리 몸의 자연치유력을 높이는 방법을 먼저 시도해 보는 것이 중요하다. 아토피 완정법의 기본은 친환경 식생활과 철저한 환경관리이다. 친환경 식생활을 기본으로 노니주스, 클로렐라, CGF 등과 같은 식품에서 부족한 영양과 비타민, 미네랄을 공급한다. 몸에 축적된 스테로이드와 독소는 대, 소변이나 호흡, 피부를 통해 배출하고 피부의 회복과 재생을 도와주는 피부 관리를 병행한다. 이처럼 완정법에서는 스트레스, 먹거리, 장의 문제, 면역력의 문제 등등 각 사람마다 다른 수많은 원인들을 하나하나 개선하기 시작하면서 정상의 기능으로 되돌리기 시작한다. 한 가지 원인이 개선된 다음, 그 다음 문제에서 또 개선이 되고 또 다음 문제가 해결되면서 원인들을 차근차근 제거해 나가면 근본적인 원인이 해결되어 완정을 하게 되고 자연치유력이 향상되도록 도와준다. 내 몸의 가장 기본 단위인 세포가 건강한 세포로 바뀌기 시작하면, 넘쳐나는 것은 배출시키고 모자란 것은 채워주면서 문제가 개선되기 시작한다.

피부를 튼튼하게 해주면, 그 어떤 반응이 피부에 나타나도 피부가 이겨낼 수 있다. 하지만 피부가 아무리 튼튼하다 하더라도 계속적으로 반응이 온다면, 피부도 결국 버티지 못하고 아토피가 올라온다. 면역력이 많이 나쁘지 않거나 좋은 사람은, 피부의 회복만 도와주면 좀 더 빠른 호전을 보이게 된다. 면역력이 약한 사람은 피부와 함께 면역력이 튼튼해지도록 도와주어야 하기 때문에 시간이 더 걸린다. 이렇듯 아토피 관리의 문제는 케이스 바이 케이스로 다양하기 때문에 건강이나 피부의 상황에 따라 관리를 해주어야 한다. 아토피 완정법을 한다 해도 타고난 알레르기 기질을 없앨 수는 없다. 그러나 내 몸의 내적인 면역체계와 피부의 외적인 면역체계가 정상으로 돌아오면, 어떤 원인이 와도 아토피는 정복할 수 있다.

성장하면서 면역과 피부가 튼튼해지면 대부분 자연스럽게 아토피가 없어진다. 문제는 아토피가 심한 아이는 클 때까지 수년을 기다려야 한다는 것이다. 극심한 아토피의 고통을 약을 쓰지 않고 참아내기란 너무나 어렵다. 그렇다고 언제까지 기약 없이 약만을 쓸 수도 없는 노릇이다. 아토피가 있다면 자연치유력과 면역력이 약하다는 뜻이다. 결국 내 몸이 해내는 일이지만, 면역력을 키울 수 있도록 조금만 도와주면 성장할 때까지 기다리지 않고도 정상으로 회복한다. 면역력이 곧 자연치유력의 힘이며, 이 둘은 떼려야 뗄 수 없는 공존관계에 있다. 이것이 아토피 완정법에서 추구하는 자연치유관리의 목적이다.

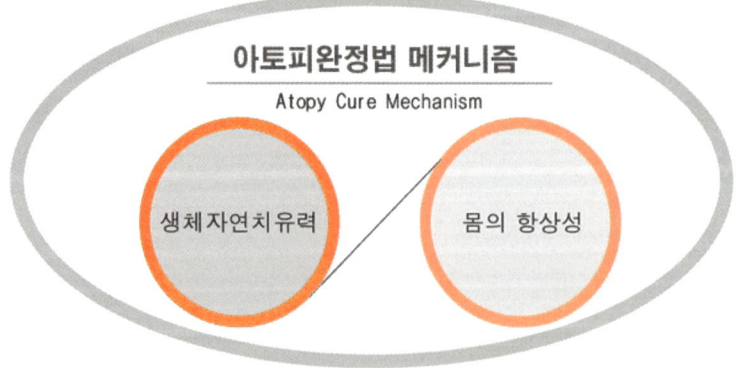

아토피 정복을 위해 가장 먼저 할 일은 정확한 목표 설정이다. 독소를 배출하고 자연치유력을 키우는 힘은 단기간에 되는 것이 아니다. 인내와 끈기가 필요하다. 단순히 좋아지고 싶다는 욕구만 가지고 막연하게 기다리면 금방 지치고 좌절한다. 그보다는 세포가 건강해지는 120일 목표 기한을 설정하고, 조금 더 심하면 6개월, 1년의 기한을 정해두고 그때까지 아토피를 정복하겠다는 목표를 세워야 한다. 그렇게 하면 목표를 100% 달성하지 못한다고 하더라도 그 근사치까지 갈 수 있다.

이러한 목표달성에 도움을 주고자 피부완정연구소 카페 대문에는 건강한 피부를 위한 일상생활 십계명이 있다.

〈건강한 피부를 위한 일상생활 십계명〉
1) 유기농 친환경 먹거리로 골고루 섭취하기
생협, 한살림 등 유기농 매장을 이용하고 유기농 매장의 제품도 성분표시를 확인하세요. 성분표시에 가공이라는 말이 들어갔거나 영어로 된 성분표시는 첨가물, 유해성분은 아닌지 확인 하세요. 스킨 보습 사용과 동시에 영양과 물을 섭취하면 시너지 효과가 있습니다.
2) 반응하는 음식 제한으로 부족한 영양은 건강식품으로 섭취하기
스킨제품과 함께 병행하면 시너지 효과가 나타납니다. 음식으로 채워줄 수 없는 영양은 첨가물이나 방부제로부터 안전한 노니주스나 클로렐라, CGF로 도와주면 됩니다.
3) 스킨 보습제로 하루에 10번 이상 집중하기
회복과 재생을 도와주는 보습제라면 많이 발라줄수록 빠른 시간 내에 피부가 회복됩니다. 피부에 유해한 성분이 없는 보습제를 사용해야 합니다.
4) 청결한 환경 유지하기
하루에 2번 이상 수십 분씩 꼭 환기시켜주시고 놀이방 매트, 플라스틱 식기 및 장난감, 물티슈 등 환경호르몬 위험제품 사용을 제한해주세요.
5) 온 가족의 옷과 주변 제품들은 친환경 세제로 씻어주기
가족간의 스킨십으로 서로의 옷에 피부 접촉이 일어나므로, 집에선 가족 모두의 옷과 식기, 주변 제품을 친환경 세제로 세탁 · 세척해 주세요.
6) 매일 물 마시기, 성인은 2L, 아기나 유 · 소아는 몸무게 곱하기 33ml 이상 마시기
물을 많이 마시는 것은 몸의 순환을 원활하게 하고 노폐물 배출을 용이하게 합니다.
7) 절대 먹으면 안 되는 먹거리 조심하기
통닭, 피자, 탄산음료, 인스턴트, 패스트푸드, 각종 조미료, 짜장, 외부에서 판매하는 간식 및 음식, 과자, 사탕, 초콜렛, 음료, 가공식품, 가공 유제품, 수입밀로 만든 빵 등은 당장 먹어서 몸의 반응이 바로 나타나지 않더라도 제한하는 것이 좋습니다.

8) 야채나 과일껍질에 농약 및 보존제 조심하기
시중에 파는 야채나 과일에는 농약과 신선도를 유지하기 위한 보존제가 있을 수 있습니다. 무농약 이상의 재료를 사용하시고, 유해성분 제거를 위해 깨끗하게 씻거나 껍질을 제거해주세요.

9) 스테로이드 및 항생제 자제하기
스스로 회복할 수 있도록 도와주는 것이 몸의 면역을 키우는데 도움이 됩니다.

10) 긍정의 마음으로 더 힘들지 않은 모든 것에 감사하기

아토피 완정법을 하는 과정은 마치 단군신화에서 곰이 인간으로 변신하는 과정과 같다. 곰이 힘든 시간을 이겨내고 인간이 되었듯이 자연치유 과정을 잘 이겨내면 아토피로부터 탈출해서 건강한 피부를 가질 수 있다.

아토피 완정법은 다른 자연요법보다 실천하기 쉽다. 빠르고 편리한 생활에 길들여진 현대인들로서는 슬로우푸드 생활을 받아들이는 것이 힘들 수도 있다. 좋은 습관이 몸에 배는 28일, 몸이 건강한 세포로 바뀌어지는 120일, 서서히 슬로우푸드 생활을 하다보면 그것만큼 쉬운 것도 없다. 완정을 시작 하고 어느 정도 적응이 되면 내가 왜 이제야 이것을 했을까? 하고 후회하기도 한다. 하지만 만만치 않기에 결정이 아닌 결단이 필요하다. 하다가 포기하면 처음부터 하지 않는 것만 못하다.

완정법에서는 아토피 관리를 집중기, 유지관리기, 완정기 3단계로 나눈다. 집중기는 처음 시작 단계이며 아토피가 심한 상태에 있고 피부회복과 재생을 위한 보습으로 집중하여 자주 많이 신경써주어야 하는 단계이다. 반응하는 음식은 제한하고 집중적으로 신경 써야 하는 시기이다. 유지관리기는 심한 고비를 넘기고 반복적으로 나타나는 아토피 증상이 남

아 있는 상태이고 정상이 된 피부는 더 튼튼히 다지기를 하는 단계이다. 음식테스트로 반응하지 않는 음식을 찾아가는 시기이다. 다지기란 피부를 더 튼튼히 다지기를 해서 웬만한 원인에도 이겨내는 건강한 피부를 만드는 것이 목적이다. 충분한 다지기를 거친 다음 완정기는 깨끗한 피부가 되는 단계이다. 반응하는 반응하던 음식은 적응시켜 늘려나가고 치명적인 반응 음식 외 음식으로 된 형태는 다 먹을 수 있는 시기를 말한다.

이렇게 피부의 기능을 정상궤도에 올려놓아 대부분 완정을 한 뒤에는 대부분 건강하게 잘 지낸다. 그러나, 아기 때 완정을 한 후 수년의 시간이 흐른 뒤 나쁜 먹거리가 노출되기 시작하는 4~6살이 되어 아토피가 심해졌다며 다시 찾아오는 경우가 있다. 상담을 해보면 대부분 나쁜 먹거리에 노출되어 수년간 버티고 버티다 결국 이겨내지 못하고 증상이 나타났거나 완정할 때 다지기를 충분히 하지 않은 경우가 많다.

내가 먹은 것이 내 몸이 된다고 했다. 좋은 것을 먹으면 좋은 상태를 유지하고, 나쁜 것을 먹으면 건강하던 몸도 나빠질 수 있다. 원인 없는 아토피는 없다. 완정 후 다시 피부의 문제가 생긴다면 과거 관리를 되돌아보고, 재발했다 생각하지 말고 다시 찾아오길 바란다. 초기에 와서 교정을 하게 되면 완정을 해 놓았던 것들이 있어 빨리 안정되고 정상으로 돌아갈 수 있다. 간혹, 과거의 힘들었던 기억과 두려움으로 스테로이드를 다시 쓴다거나 다른 좋은 방법이 없나 싶어 시도해보다 결국 너무 심한 상태가 되어 더 힘들게 완정을 하게 된 사례들이 너무나 많다. 아토피 관리는 스테로이드 외에 쉽게 좋아지는 방법이 흔하지 않다. 그나마 120일의 기적은 완정이어서 가능한 일이다. 증상이 나타나면 바로 상담하고 관리 조언을 받을 것을 권하며 쉽게 갈 수 있는 길을 힘들게 돌아가는 실수를

범하지 않기를 바란다.

꼭 완정법이 아니어도 아토피를 정복할 수 있는 방법들은 있다. 다른 자연요법들도 좋아지는 기간과 정도의 차이가 있을 뿐, 효과는 있다고 본다. 그러나 아무리 좋은 방법이라도 내가 할 수 있어야 의미가 있다. 또한 노력 없이 얻어지는 결과는 없다. 이렇게 뚜렷한 목표설정과 인내력을 가지고 관리한다면 정복 못할 아토피는 없다.

2. 아토피를 이겨낸 사람들

1. 마침내 되찾은 서준(가명)이의 2년

4세 서준이를 처음 만난 건 2008년 아토피맘들의 정기모임에서였다. 정기모임에서는 아토피 관리에 대한 노하우를 교환하며, 힘든 시간을 보내는 서로를 위로하고 응원하는 시간을 가진다. 서준이는 태어나서부터 이뮤노캡 검사 결과 total IgE 수치가 높았다. 4세 정상범위가 0~70KU/L인데 서준이는 그 100배인 7000KU/L였다. 실로 엄청난 수치였다. 특히 쌀 반응이 높게 나왔는데, 쌀은 먹지 않을 수 없으니 그나마 반응이 적은 현미찹쌀을 먹고 있었다. 그밖에도 밀, 보리, 우유, 계란흰자, 소고기, 돼지고기, 닭고기, 땅콩, 콩, 새우, 게, 집먼지 진드기, 치즈가 모두 높은 단계로 나왔다.

별다른 방법이 없어서 우선 병원 치료를 해 보았지만, 서준이의 아토피는 호락호락하지 않았다. 엄마는 그 누구보다 서준이의 아토피에 대해 잘 알고 자신만의 노하우를 터득해 열심히 자연요법관리를 하고 있었다. 그러다가 완정법에 대한 호기심에 아토피 모임에 참석했었고, 아쉽게도 그 후로 우리는 모임에서 다시 볼 수 없었다.

그로부터 2년 뒤 한 백화점에서 아토피 강의를 할 때, 서준이 엄마가 참석하겠다고 연락이 왔다. 서준이를 본 순간 나는 경악을 금치 못했다. 어느새 6세가 된 서준이는 2년 동안 아토피가 더 악화되어 있었다. 두 팔이 접히는 부분은 살이 1cm보다 더 깊이 패어 있었고, 발목은 두꺼워져 코끼리 피부가 되어있었다. 밤마다 가려움으로 잠을 깊게 자지 못했고, 긁어서 상처가 난 팔과 다리는 미라처럼 붕대를 동여매고 있었다. 서준이와 서준이 엄마가 감당하기엔 알레르기 반응이 너무 심했다. 한계에 부딪친 서준이 엄마가 지푸라기라도 잡는 심정으로 다시 온 것이었다.

다행히 서준이는 아토피 완정법을 시작한 지 10일째 상처의 진물이 멈추었다. 17일째는 팔 접히는 부분의 패인 자리에 새살이 돋아나기 시작했다. 22일째는 드디어 1년 넘게 해오던 붕대를 풀고 자지 못했던 잠을 푹 잘 수 있었다. 다음은 아토피 피부관리 25일째인 2010년 12월 31일 서준이 엄마의 관리 일기다. 후기를 인용할 때는 생생한 전달을 위해 가급적 비문이나 이모티콘을 수정하지 않고 그대로 싣고자 한다.

발목사진입니다. 많이 좋아졌죠? 하루하루 차이에 감개무량합니다. 저희 집이 낮에 햇빛이 엄청 잘 들어요. 그래서 다소 환하게 나오긴 했지만, 어제 목욕 후 각질 정리가 많이 되었어요. 발목 자랑할 만 하죠. 어제까지 아토피가 많이 올라왔을 때였나 봐요. 오늘 붉은기가 많이 빠졌어요. 여기는 허벅지 사진인데요, 위 사진은 스킨 바르기 전이에요. 살색이 진하지만 스킨 바르니 조금은 붉게 올라오네요. 이 사진도 어제 같은 부위와 비교해 보면 확연한 차이가 보일 거예요. (중략) 서준이 많이 좋아졌죠. 팔, 다리, 발목, 어디 한 곳 이쁘지 않은 곳이 없네요. 오랜만에 시부모님이 오셔서 서준이 이곳저곳 다 보여드렸는데 고생했다고 칭찬 듣고 싶었는데 "아직도 거칠다…" 몇 마디에 힘이 쫙 빠지지만 신랑이랑 우린 감탄하고 있어요. 어서 완정(완전정복)해서 어깨에 힘 빡 주고 있을래요. 이제 입욕까지 하면 더 탄력 받을 거예요. 모두 모두 행복 기운 받아가세요. 이제 두 시간 있으면 새해네요. 신묘년에는 모든 이들 가정에 행운이 가득하고 우리 서로 더 사랑해요. 모두들 사랑합니다. 카페지기님 조금 더 사랑합니다.^^

서준이는 아토피 완정법 90일 만에 심한 상처는 많이 아물었고 잠도 잘 잤다. 알레르기 수치도 높았지만, 그 누구보다 호전속도가 빨랐다. 그 이유는 그나마 아기 때부터 지금까지 엄마가 음식이나 환경을 친환경적으로 잘 관리해왔기 때문이다.

아토피가 호전되는데 걸리는 시간을 좌우하는 것은 2가지다. 하나는 그동안 스테로이드를 얼마나 많이 썼느냐이고, 다른 하나는 타고난 알레르기 기질이 얼마나 심하냐이다. 서준이는 초반에 병원 치료가 잘 되지 않아 더 이상 약을 쓰지 않고 꾸준히 자연요법으로 관리를 해 왔기 때문에 회복이 빨랐다.

서준이와 처음 만났던 2년 전에 아토피 완정법을 시작했다면 어땠을까?

세상에는 아토피 치료법이라고 알려진 것들이 너무 많아 중심을 잘 잡지 못하면 돈과 시간을 낭비하는 경우가 많다. 서준이도 2년이라는 시간을 고통 속에 보냈지만, 완정법을 만나서 결국 건강을 되찾았다. 제2, 제3의 서준이가 나오지 않게 하기 위해서는 아토피에 대해 정확한 정보를 알려주는 사람이 필요하다. 바로 그것이 앞으로 내가 해나가야 할 소명이다. 나는 그 목적을 이루기 위해 오늘도 쉴 틈 없이 앞으로 전진한다.

2. 동아가 기도원으로 간 까닭은?

아토피는 반드시 좋아질 수 있다. 그러나 당장 아토피를 겪고 있는 사람들의 고통은 절망적이다. 동아, 그 작은 생명에게도 아토피는 잔인했다.

2011년에 만난 동아는 생후 2개월부터 아토피가 시작되어 5개월경 아동병원에 입원했다. 너무 심했던 아토피라 강력한 스테로이드 치료를 했지만, 퇴원하자마자 리바운드 현상으로 아토피가 더 심해졌다. 이렇게 입원과 퇴원을 반복하는 사이 아토피는 돌이킬 수 없는 지경에까지 이르렀다. 이후에는 노아한의원에서 나온 스테로이드가 들어있는 보습제를 1년 이상 발랐다. 그러다가 '노아한의원 케이원 사태'가 터지자 한의원 치료를 중단하고 다시 대학병원에서 치료를 시작했다. 그래도 차도가 없자 동아엄마와 외할머니는 마지막으로 중대한 결정을 내렸다. 모든 치료를 중단하고 청평 산꼭대기에 있는 기도원으로 간 것이다. 기도원에 가면서 스테로이드 치료를 중단하니 역시나 심한 리바운드 현상이 나타났다. 아기는 온 몸을 긁으며 부르르 떨었고, 엄마와 할머니는 기도밖에 할 것이 없었다. 결국 막다른 길에 몰린 동아맘은 지푸라기라도 잡고 싶은 심정으로 피부완정연구소를 찾아왔다.

나는 그동안 워낙 많은 아토피 케이스를 보아온 터라, 동아의 히스토리만 듣고도 그 심각성이 충분히 파악되었다. 동아는 우선 탈스부터 하는 것이 급선무였다. 그 어린 나이에 웃음을 잃어버린 동아가 너무나 안쓰러워서 무슨 일이 있어도 웃음을 되찾게 해주고 싶었다. 동아맘은 밝고 긍정적인 사람이었다. 우울할 만도 한데 핸드폰 통화 뒤로 울리는 목소리는 밝고 씩씩했다. 그동안 스테로이드를 너무 많이 써서 선택의 여지가 없었지만, 막상 완정법을 시작한다고 하니 나도 걱정이 되었다. 완정법으로 좋아지지 않으면 어쩌나 하는 걱정이 아니라, 앞으로 그 아이에게 닥쳐올 고통을 이겨낼 수 있을지가 문제였다.

결론적으로 아토피 때문에 기도원까지 찾아갔던 동아는 완정법을 만나 마침내 웃음을 되찾았다. 이럴 때면 나는 마치 내 아이가 나은 것처럼 기쁘다. 동아와 같이 감당할 수 없을 정도로 심한 아토피를 겪는 사람을 옆에서 지켜보는 것은 쉬운 일이 아니다. 매 순간 많은 에너지를 빼앗기기 때문에 그것을 보충할 긍정의 기운이 필요하다. 다행히 동아맘은 끊임없이 긍정적인 기운을 뿜어내는 사람이었다. 나와 카페 회원들도 한마음으로 동아맘을 위해 기도하고 격려했다. 결국 잠도 자지 못하고 울부짖던 동아를 일으켜 세운 것은 동아맘을 비롯한 주변 사람들의 무한한 긍정에너지였다.

3. 테디곰, 소원대로 반팔티를 입다

내가 테디곰님을 만난 것은 아토피 강의를 하던 정기모임에서였다. 성인 아토피로 힘든 시간을 보내던 테디곰님은 아토피 자연치유방법을 찾던 중 우연히 피부완정연구소를 알게 되었다. '테디곰'은 당시 그 분이 아토피 카페에서 사용하던 닉네임이다. 처음 봤을 때 테디곰님의 상태는 지금까지 본 어떤 성인 아토피보다 심각했다. 온몸에 정상인 피부가 하나도 없었고, 나무껍질처럼 두꺼워진 피부는 보기만 해도 가려웠다. 긁어서 생긴 상처에는 붉은 피 진물이 나서 떡이 져 있었고, 피부가 두꺼워진 다리 뒤와 손등은 쩍쩍 갈라져있었다. 자연치유법이 아니고서는 헤어 나올 길이 없어보였다.

테디곰님의 아토피는 어릴 때부터 있었던 유아 아토피가 아니라, 23세 때 시작된 성인 아토피였다. 결혼식 2달 전 심해져서 어쩔 수 없이 한 달 동안 주사를 맞고 처방받은 약을 사용했는데, 알고 보니 소량의 스테로이드 성분이 들어있는 연고였다. 더 이상 바르는 연고로는 호전을 보이지 않자 한방 치료를 시작했다. 한방 치료를 시작한지 얼마 되지 않아 리바운드 현상이 심하게 나타났다.

별로 심하지 않았던 테디곰님의 아토피가 심해진 이유는 결혼 전에 집중적으로 사용한 스테로이드 때문이었다. 강력한 스테로이드를 쓰다가 나중에는 효과가 잘 나타나지 않자 중단하고 다른 치료를 하면서 급격하게 심해졌다. 처음에 심하지 않았을 때부터 몸의 면역을 높여주는 방법을 찾았다면 이러한 사태는 막을 수 있었을 것이다.

당시 테디곰님의 소원은 여름에 반팔을 입는 것이었다. 소원대로 그분은 다음 해 여름 반팔을 입었고, 예쁜 아기까지 출산했다. 두 가지 소원을 모두 이룬 행복한 테디곰님이었다.

4. 벼랑 끝에서 만난 희망

희망님은 30대 초반에 나를 만났다. 어릴 때부터 아토피가 있어서 스테로이드 치료를 해 오다가, 20대 초반쯤 더 이상 좋아지지 않자 일본까지 치료를 하러 갔다. 한국에 책으로도 나왔던 '니와요법'을 받기 위해서였는데, 10여 년 전에 든 치료비가 몇천만 원이나 되었다고 한다.

희망님은 일본에서 니와요법에 따라 스테로이드를 온몸에 바르고 랩으로 칭칭 감아 피부에 완전히 흡수시켰다. 워낙 강력한 스테로이드를 한꺼번에 주입을 하니 당연히 아토피가 좋아질 수밖에 없었다. 그러나 그 후로 1년이 지나자 다시 아토피가 스멀스멀 올라오기 시작했다. 그동안 음식관리를 하고 운동도 하면서 지냈기 때문에 심하게 뒤집어지지는 않았지만, 아토피는 서서히 희망님의 몸을 잠식했다. 연고를 써도 아무런 효과가 없자 스테로이드의 한계를 인정하고 완정법을 찾게 되었다.

전신에 랩으로 칭칭 감았던 강력한 스테로이드는 그리 쉽게 빨리 빠져나오지 않았다. 가장 큰 문제는 근무환경이 별로 좋지 않았다는 점이다. 환기가 잘 되지 않는 지하 5층 사무실에, 교대로 밤을 새며 일을 해야 하는 근무조건까지 모든 것이 최악이었다. 도시락을 싸다니며 음식관리를 했지만, 자연치유력을 키우는 일이 쉽지 않았다.

다행히 심한 고비는 빨리 넘어갔으나, 그 후로 반복되는 아토피 증상과 독소배출은 정말 지긋지긋했다. 그때마다 포기하지 않도록 잡아준 것은 바로 신뢰였다. 지쳐서 그만하고 싶을 때마다 "쌤, 좋아지겠지요? 쌤, 이렇게 하는 거 맞지요?"라며 확인하던 희망님을 생각하면 지금도 웃음이 나온다. 그 뒤 일하는 환경이 시골로 바뀌자, 그토록 오래 끌던 아토피가 급속히 사라졌다. 식당 밥을 사 먹었는데도 괜찮았다. 완정을 빨리 해내지 못한 것은 스테로이드 때문인 점도 있었지만, 생활환경과 근무조건이 나빴던 점도 있었다. 희망님은 노니주스로 고질적인 알레르기성 비염까지 호전되었다.

성인 아토피를 겪고 있는 사람들은 이 방법 저 방법 다 해보다가 마지막에 자연치유법을 찾는다. 그래도 안 되면 답이 없다며 포기하고 지내다가 생활이 너무 힘들어 다시 정보를 찾아 헤매고, 어찌어찌 아토피 완정법을 찾아오게 되는 경우가 많다. 테디곰님도 희망님도 모든 방법을 다 동원했지만 효과를 보지 못해 포기하고 있었다. 벼랑 끝에서 앞이 보이지 않을 때, 새로운 희망을 만나 마침내 아토피의 수렁에서 탈출할 수 있었으니 감사가 절로 나올 수밖에 없다.

5. 하늘을 울린 은우 할아버지의 편지

은우는 태어나서 백일 무렵부터 시작된 아토피가 너무 심해져 5, 6개월 때는 성장을 멈춘 채 점점 야위어 갔다. 고개를 들 힘도 없고 눈조차 제대로 뜨지 못했으며, 온몸은 진물과 피로 덮여있었다. 당시 사진은 외계인이라고 할 수 있을 정도였다. 머리카락은 하나도 없고, 누런 딱지 진물들이 얼굴과 머리를 뒤덮고 있었다. 밤에는 30분에서 1시간 간격으로 깨서 젖을 찾고 하루 종일 엄마에게 매달렸다.

16개월 때 은우의 알레르기 검사 결과는 총 IgE가 600KU/L, 7개월 뒤인 23개월 때 887KU/L이었다. 강호가 돌쯤 300KU/L였으니, 은우가 조금 더 심한 수치였다. 은우도 심한 알레르기 반응을 가진 아이였다. 반응하는 음식도 아주 많았다. 특히 우유 반응이 심해서 유제품류는 근처에도 가지 못했다. 병원 치료와 한방 치료를 끝내고 아토피가 다시 올라오기 시작하는 시점에서 강호의 일기를 보고 은우의 가족들이 피부완정연구소로 연락을 해왔다. 그리고 아토피 완정법을 시작했다. 당시 은우의 할아버지가 서툰 컴퓨터 실력으로 카페에 올린 편지는 수많은 엄마들을 울렸다.

모든 병들을 치료해 주시는 예수님! 사랑의 예수님! 세상에는 아파하는 친구들이 너무 많아요! 심장병, 백혈병, 소아마비, 갖가지 많은 병들로 고통당하는 어린 친구들에게 찾아오셔서 용기를 주세요, 힘을 주세요. 모든 사람들에게 건강을 주시는 예수님! 치료의 손길로 우리들을 어루만져 주시고, 엄마, 아빠, 할머니, 할아버지, 이모, 이모부, 고모, 고모부, 숙모, 숙부, 누나, 형아 모두에게 애통하며 보살피시는 사랑을 보답해 주세요. 그 분들의 기도를 들어 응답해 주시고 위로해 주세요.
그리고 아이의 아토피 질환을 고쳐주시는 예수님 참 감사합니다. 모든 친구들의 병과 아픔을 십자가 보혈로 깨끗이 씻어주시고, 치료해 주셔서 은혜 안에서 뛰놀면서 예수님을 찬양하게 해 주세요! 처참하리만큼 망가진 손주 은우의 몰골을 차마 눈 뜨고 바라볼 수 없어서 흐르는 눈물은 이 할애비의 뜨거운 참회의 눈물입니다. 내 삶의 나날이 야위어 하나님께 불충하였음을 회개하면서 겸손히 하나님을 섬기며, 이웃을 아름답게 섬기고 사랑할 것을 약속합니다.
길 잃은 양 마지막 한 마리도 남김없이 구원하여 아버지 하나님께로 돌아오게 할 것을 결심하며, 우리 인간들의 모든 죄를 십자가 보혈로 대속하신 우리 구주 예수님의 거룩하신 이름으로 감사와 찬양을 드립니다.

우리를 사랑하시고 기르시는 예수님의 이름으로 기도 드립니다, 아멘.
– 은우 할애비

기도가 통했기 때문일까? 은우는 아토피 완정법 85일째 잘 자고 잘 먹고 잘 놀게 되었다. 은우엄마는 은우가 잠을 잘 자는 것만으로도 너무나 행복하다고 했다. 완정 후 은우는 캐나다로 이민을 가게 되었고, 1년이 흐른 뒤 여전히 잘 지내고 있다는 소식을 전해왔다. 그토록 알레르기 반응이 심했던 은우가 케익을 먹어도 괜찮다는 기적 같은 소식이었다.

6. 나현이를 일으켜 세운 긍정의 힘

나현이는 검사 결과 알레르기 반응이 심한 아이였다. 나현맘은 나현이의 아토피가 심하다는 것을 알고 처음부터 자연요법을 쭈욱 해오고 있었다. 강호가 그랬듯이 알레르기 반응이 심한 아이들은 웬만한 자연요법으로는 잘 호전되지 않는다. 다른 자연요법들을 실패하고 왔을 당시 나현이는 아토피가 너무 심해서 사진을 카페에 올릴 수가 없을 정도였다. 나현이는 아토피 완정법을 만나기 전 보습을 위해 오일을 사용했다. 몇 개월 동안 오일을 하루에 수십 번씩 발라주었지만 피부 상태는 점점 더 심해졌다. 아토피의 마지막 여정에 찾은 한 가닥 희망의 끈이 완정법이었다.

그러나 나는 선뜻 완정법을 권하지 못했다. 마찬가지로 아토피가 낫지 않을 것 같아서가 아니라, 이제부터 시작될 고통을 지켜보는 것이 마음 아팠기 때문이었다. 엄마의 강력한 의지로 시작을 하긴 했지만, 오죽하면 속으로 '내가 무슨 뒤처리 반도 아니고, 다른 방법 때문에 심해진 것까지 내가 책임을 져야하나!' 하는 생각까지 했다. 한편으로는 이러지도 저러지도 못하는 난감한 상황을 어떻게든 도와주고 싶었고, 모른 척할 수도 없었다. 엄마는 병원에 가도 매번 같은 현상이 되풀이된다는 것을 알기에 가고 싶어 하지 않았다.

나현이는 예전에 사용한 오일 때문인지 다른 아이들에 비해 유난히 진물을 많이 뽑아냈다. 다른 아이들은 1달이면 심한 고비를 넘기는데, 나현이는 3개월이 걸렸다. 80% 정도 호전을 보인 상태에서는 두드러기 증상까지 왔다. 나는 높은 알레르기 수치와 오일이 그 원인이라고 생각한다. 그 뒤로도 가끔 나현이와 같은 방법으로 관리하다 온 아이들이 같은 증상을 보였기 때문이다. 결국 나현이는 이 모든 과정을 이겨내고 잘 지내고 있다.

나현맘도 내가 존경할 만큼 긍정적인 사람이었다. 그토록 아토피가 심했던 나현이가 건강을 되찾은 것은 완정법 외에도 나현맘의 긍정적인 마인드가 큰 몫을 했으리라 확신한다.

7. 나옹님, 잃어버린 지문을 되찾다

지금도 나옹님 하면 떠오르는 것은 지문이 사라진 손가락이다. 당시 성인 아토피로 극심한 고통에 시달리던 나옹님을 통해 나는 다시 한 번 아토피의 무서움을 실감했다. 어릴 때부터 아토피가 있었던 나옹님은 고등학교를 졸업할 무렵, 심한 아토피로 인해 지문이 다 지워져서 주민등록증을 만들 수가 없었다고 했다. 다른 곳보다 유난히 손에 증상이 심했던 나옹님은 손톱의 변형까지 나타났다.

당시 나옹님은 스테로이드를 바르면서 모유 수유를 하고 있었는데, 엄마가 스테로이드를 끊자 아이에게 없었던 아토피 증상이 나타났다. 원래 아기도 아토피가 있었는데, 모유로 스테로이드 성분이 전달되어 잠잠했다가 엄마가 스테로이드를 끊으니 증상이 나타나기 시작한 것이다. 어쩔 수 없이 엄마와 아기가 같이 완정법을 했다. 정모(정기 모임) 때 아기의 종아리 쪽에 진물이 나길래 왜 이렇게 심하냐고 물었더니, 완정을 하기 전 딱 한번 스테로이드를 발랐던 부위라고 했다. 이처럼 스테로이드는 단 한번으로도 진물이 날 수 있는 독한 약이었던 것이다.

수십 년을 겪어온 아토피가 완정법으로 호전되자, 나옹님은 지금까지도 초창기 회원으로 함께 해주고 있다. 아토피 완정법을 알리기 위해 방송출연에도 앞장서서 사례자로 나서주었고, 그 외에도 지금도 보이지 않는 곳에서 자연치유법을 지지하며 무한 응원의 메시지를 주고 있다.

3. 나는 아토피를 이렇게 극복했다

아래 사례들은 아토피 커뮤니티에서 완정 회원들이 올려준 실제 후기이다.

1.이제 우리 아이의 쌍꺼풀이 보여요 – 유설맘
불과 3개월 전만 해도 저에게 이런 글을 쓸 기회가 생길까 내심 완정하신 맘들의 글을 보며 저도 저런 날이 올까 했었어요. 그런데 저는 오늘도 좋아진 아이의 피부를 보며 안심하며 하루를 시작하네요.

완정로션 관리 일주일째라 이제는 후기를 써도 될 듯해서 이렇게 앉았답니다. 유설이는 아기 때 침독을 시작으로 접촉성 피부염도 있었고요, 지루성 두피염도 있었어요. 그러다 어느 순간 없어지다가 두 돌이 지나 먹거리 노출이 많아지면서 얼굴 쪽에 그것도 눈 쪽이 알레르기 반응처럼 올라오더라고요. 정말 놀랐어요! 없어질 줄 알았던 붉어짐은 몇 달을 반복하다가 가을이 되니 또 사라지더라고요. 그래서 계절반응이구나 했는데, 또 다시 돌아온 작년 봄부터 완정을 시작하기 전 올 1월 달까지 걷잡을 수 없을 정도로 얼굴에 아토피가 심해졌어요.

아토피가 심했다고는 했지만 진물이나 피가 난적은 없었고요. 피부가 두꺼워진 적도 없었어요. 다만 붉어짐의 연속인데 얼굴 쪽이라 정말 암담하더라고요 ㅠㅠ 그래서 이것저것 안 해본 게 없었던 것 같아요. ○○치료를 3개월 했는데 그때 스테로이드를 끊고 먹거리 관리에 들어갔었어요. 하지만 그것도 유설이에겐 맞지 않는지 제자리 걸음! 눈이 항상 붓고… 정말 미안한 마음으로 하루하루를 버텼던 것 같아요.

그러던 중 우연히 완정카페를 알게 되었고, 모든 맘들의 하루하루 일기를 읽어보고 이게 답이구나 싶었어요. 아니 이게 마지막 희망이구나라는 확신이 들었던 것 같아요. 전 고민의 시간도 없었어요. 주말이 껴있어서 빨리 상담받고 하고 싶었던 그때의 맘은 하루하루가 왜 이렇게 길었던지…

월요일 상담 후 다음날 저도 완정이라는 길을 시작했어요. 생각보다 독소배출이 첫날은 심하지 않았지만 하루, 이틀 이 놈의 독소배출 정말 무섭더라고요. 다행히 전신으로 번지지 않았고 아토피가 있던 자리에만 무섭게 올라오는데, 밤새 긁던 아이의 모습에 눈물 마를 날이 없었어요. 거기다 임신을 한 초기 몸이라 정신적으로 육체적으로 우울해지더라고요. 그런데 '이건 나밖에 할 사람이 없으니 내가 약해지면 안 되겠구나' 싶어 다시 맘을 잡고 많은 힘과 위로를 받고 열심히 하고자 했던 것 같아요.

마의 고비 1주일은 정말 길게 느껴지는 시간이었어요. 이전에 제가 아토피 때문에 노력했던 모든 것들은 노력도 아니더라고요. 완정의 길은 엄마의 인내와 노력, 그리고 시간과의 싸움에 있었어요. 기나길었지만 시간은 분명 답을 내려주었어요.

유설이는 쌍꺼풀이 예뻤던 아이였는데, 이렇게 늘 눈이 퉁퉁 부어서 쌍꺼풀 라인이 자리도 못 잡고 정말 속상해서 외출이 무서웠어요. 사진 찍어주는걸 좋아하던 엄마는 어느 새 사진 찍어주는 일마저 못하겠더라고요. 아이 얼굴을 보면 다 내 잘못인거 같아서 그저 미안해서 '지금 이렇게 내가 힘든 건 아무것도 아니구나' 또 주문을 걸었던 시간들…

그런데, 정말 아이도 엄마도 힘들었던 마의 일주일 시간이 그렇게 지나니 무수한 각질이 벗겨지고 새 살이 차오르더라고요. 아니 좋아지는 게 눈에 확 보이기 시작했어요! 정말 처음 말하던 대로 자연치유법의 과정이 믿음처럼 정답이더라고요!

마의 고비를 넘기니 독소들도 가라앉고 점점 예쁜 살들이 올라오는데, 내 노력의 빛을 보는 순간의 뿌듯함을 넘어서 이때의 기분은 정말 말로 설명이 안 되더라고요. 매일같이 하는 반신욕과 아이와의 전쟁인 피부관리 정말 힘들죠. 저도 아이의 자아가 확실해진 5살 때 시작하려니 정말 하루에도 몇 번이고 못된 엄마가 되어야만 했지요. 그렇게 한 달 동안 유설인 어린이집도 보내지 않고 오로지 자연치유관리의 시간을 보냈어요. 다행히도 유설이는 관리하면서 먹는 것들을 정말 잘 먹어주었어요. 그 덕분인지 호전이 빨랐고, 한 달 안에 몰라보게 좋아졌어요. 외출이 무섭지 않았고 이제는 하루하루 관리가 재미가 느껴질 정도였어요.

다행히 먹거리 반응도 심하지 않았던 유설이에요. 알레르기 검사 때 돼지고기와 집먼지 진드기만 양성이었는데, 집안의 모든 이불은 ○○○○으로 바꾸고 매일 환기에 정말 신경 썼던 것도 덕을 본거 같아요. 먹거리가 하나하나 추가될 때마다 맘을 졸였어요. 반응이 올까 온몸을 구석구석 살펴야 할 때 마음, 그리고 반응이 없었을 때 오는 그 기쁨! 정말 자연치유 완정법의 길을 걷는 엄마들 아니면 몰라요. 다시 이유식을 시작하는 기분이랄까? 하나하나 음식을 추가 할 때마다 잘 넘어가주는 아들에게 고마웠고 완정법에 감사했어요.

그러던 중 찾아온 감기 거기다 독감. 반신욕은 한 달만 채우고 중단했어요. 겨울 내내 감기가 없었는데 지독하게 걸렸던 거죠. 이제는 누가 봐도 아토피가 아니구나 쌍꺼풀 라인과 얼굴의 붓기가 빠지고 그렇게 유설이 얼굴은 점점 자리를 잡아가더라고요! 접히는 부분의 아토피들도 꿀피부가 되어가는 걸 보고 정말 신기했어요. 어쩜 이런 피부가 되었지? 하며 혼자 실실 웃기도 했네요. 유설이도 아토피가 좋아졌다며 매일같이 자기가 노니주스를 잘 먹어서 그런 거라며 스스로 칭찬을 ^^

사실 파우더 반신욕을 90일을 채우고자 했지만 저는 임신 5개월차, 둘째라 그런지 배가 더 많이 나오고 유설이 하나 챙기는 것도 버거워지는 요즘, 그래도 기본 관리는 꾸준히 해주고 먹거리 관리도 해주고 있었는데 파우더는 도저히 유지할 자신이 없더라고요. 참 웃기죠? 그렇게 간절했는데 피부가 좋아지니 간사해지는 엄마 마음 ㅠㅠ 그렇게 유설이가 완정을 시작한 90일쯤 로션관리만 들어가도 될 것 같다는 말에 정말 그 날 울었던 것 같아요. 스스로에게 토닥토닥하며 잘 이겨냈다며 파우더 90일을 채운 것도 아닌데 그냥 3개월 동안 잘 이겨내 준 아들에게도 고맙고, 저에게 힘을 주고 함께 고민해준 완정 식구들에게도 감사했고요. 그리고 무엇보다 완정을 만남에 감사 또 감사했어요.

유설이는 아직도 유치원에서 먹지 말아야 할 음식은 한살림이나 생협에서 사서 도시락을 싸서 보내고요, 여전히 먹거리는 생협 위주로 해주고 있어요. 가끔 먹거리 노출에도 피부는 여전히 튼튼하네요. 꽃가루가 날리는 요즘 간혹 눈을 비비긴 하지만, 그래도 예전 이맘때쯤에 올라오던 아토피는 보이지 않아요. 처음 아토피가 시작되었던 허벅지 뒤와 손목은 꿀피부가 된 것이 정말 신기해서 전 매일같이 확인해요! 얼굴은 만지면 정말 제가 부러워하던 아이들의 피부예요. 부들부들 매끄러운 ㅠㅠ 그래서 자꾸만 만지네요 ^^

모든 게 감사하다고 느껴지는 요즘이에요. 그거아세요? 이전에 완정하신 분의 글을 읽었을 때 해 주셨던 말씀인데 완정을 하기 전과 완정을 한 후의 삶은 정말 달라진다고… 제가 그래요 정말 달라요. 그 말을 이제야 알겠더라고요. 그렇지만 방심하면 안 되는 아이라 항상 조심하고 있어요.

감사합니다. 정말 몇 달 동안 늘 저의 고민과 일기에 댓글 달아주신 완정 식구들… 그리고 저의 질문에 늘 정성껏 대답해주신 카페지기님, 혜교님 너무 감사하고 또 감사해요. 제가 처음 상담 받을 때 ○○님과의 통화에서 울었던 기억이 스쳐지나가네요. 지금은 완정을 하며 지내는 요즘 생활에 감사해서 눈물이 나올 때가 있어요. 몇 달의 시간이 정말 저에겐 값졌어요. 그리고 아이와 더 가까워지고 더 많이 함께하며 아이를 더 많이 만져줄 수 있었어요. 언제나 그 마음 잊지 않을게요. 지금 완정 중인 엄마들, 지금 힘든 시간을 보내고 있더라도 저처럼 웃음으로 토닥토닥 맞이할 날이 꼭 올 거예요. 신뢰가 중요한 것 같아요. 인내하기 힘들다고 느껴지는 시간이어도, 힘들어도 우리는 엄마니깐 언제나 응원할게요 ^^ 감사합니다.

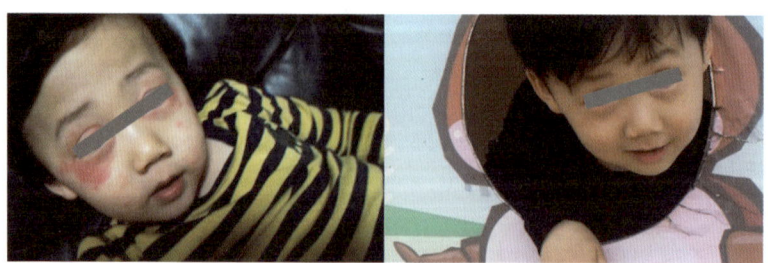

2. 빨갛던 아이가 하얗게 변했어요 - 김율맘

진작 올렸어야 했는데 요즘 무서운 활동량을 보여주는 아드님 등쌀에 아무 것도 할 수가 없네요. 낮잠도 하루 한번 50분가량만 겨우 자고, 밤엔 같이 쓰러져 자는 바람에... -_-;; 각설하고 후기로 고고고!

율이는 태어났을 땐 하얗고 너무너무 예뻤어요. 근데 이틀 뒤부터 애가 빨갛더라고요. 어머님께서 원래 빨갰던 애기가 나중에 하얗게 된다고 하셔서 별 생각 없이 있었어요. 애가 얼굴에 울긋불긋 열꽃이 피고 태열이 가득해도 병실이 더워서 그런가보다 했지요. 조리원에서도 태지라고 했죠. 우리애만 얼굴 전체, 팔다리에 덕지덕지 했고요. 그 뒤로 집에 왔는데 얼굴은 더 빨개지고 보습을 하고 온도를 낮춰도 나을 기미가 없고… 게다가 밤엔 거의 안 자요. 자더라도 내려놓으면 바로 깨고 배앓이도 심했고요. 접종으로 병원에 가서 상담하니 "가려운 건 아닐까요?"라고 하셨어요. 그때 처음 아토피일까 의심했죠. 한 달 정도 뒤 병원 가서 ○○○○ 보습제 처방받고, ○○○ 가서 스킨같은 한약재를 처방받았지만, 귀는 찢어져서 진물이 철철 나고 얼굴이 더 심해졌어요. 피부과에 처음 가니 아토피는 아니고 유아습진이라며 ○○○○를 처방해주셨어요.

안전한 거란 말에 염심히 발랐어요. 그리고 나서는 괜찮아졌는데 점점 더 심해지더라고요. 율이는 계속해서 잠을 못자고 손톱을 아무리 잘라도 일어나면 온 얼굴에 상처 투성이었죠. 그때가 두 달 남짓이에요. 다시 다른 피부과에 가니 무식한 엄마라는 핀잔과 함께 더 강한 약 ○○○을 처방받아 또 발랐어요. 다시 좋아진 얼굴… 근데 첨엔 얼굴만 있던 아토피가 가슴으로, 팔로, 팔꿈치, 배까지 내려갔어요. 그리고 율이는 장이 안 좋아서 계속 병원을 들락날락했어요. 늘 응가를 지리고 아기 배에선 우르르 쾅쾅 소리가 들렸어요. 소아과에선 아토피가 맞으니 큰 병원에 가보라고 하시고 항히스타민제를 처방해주셨어요.

저 정말 맨날 눈물 바람이었어요. 율이 태어나고 2시간 이상 자본적이 없었어요. 2시간이 뭐예요. 젤 길게 잔 시간이 2시간이죠. 10분, 20분 간격으로 깨서 토닥이고 안고 다시 재우고 그랬죠. 저 못 자는 건 괜찮아요. 아이가 괴로워하고 얼굴이 피투성이인 모습을 보는 건 정말 가슴이 찢어지더라고요. 그때부터 대학병원 예약 걸어놓고 미친 듯 검색에 검색을 거쳐 완정 카페를 알게 되었어요. 작은 피부질환은 저도 피부약 쓰고 바르기도 하지만 아토피에 있어선 절대적으로 거부합니다. 약으로 고칠 수 없다는 걸 알거든요.

고민에 고민을 거듭한 끝에 (고민한 이유는 다들 그러시겠지만 너무 힘든 과정 때문이었어요) 백일 촬영 전날 시댁 가서 어머님이 맛있게 끓여주신 꽃게탕을 먹고 집에 돌아온 이후 하기로 마음먹었습니다. 왜냐하면 그날 밤 율이는 한숨도 못 잤거든요. 새벽에 불 켜고 본 율이 얼굴은 정말 처참했습니다. 퉁퉁 붓고, 붉고, 상처 나고, 피나고, 남편도 동의하더라고요. 그렇게 아토피 자연치유 완정법을 율이가 120일경 되었을 때 시작했어요. 다들 알고 계시는 마의 일주일, 정말 힘들었어요. 멀쩡하던 등과 다리까지 다 퍼졌고요. 그동안 아픈 아기라 거의 울리지 않고 팔에서 내려놓은 적도 없던 내 새끼를 내 손으로 그 어린 것이 목이 터져나가라 울게 만들었지요. 보습하고 뒤돌아 목 놓아 울고 또 보습하고 그랬어요. 그런데요 정확히 보름 만에 율이가 밤에 처음으로 6시간을 잤어요!!! 태어나서 처음 있는 일이었지요.

저희 아들은 참 순한 애였어요. 잘 자고, 잘 먹고, 보채는 것 없이! 전 몰랐답니다. 애가 너무 예민하다고 불평했는데, 가려움이 사라지니 원래 아이의 순한 기질이 나오던걸요. 자연치유 관리 중에도 장은 계속 안 좋아서 장염으로 여러 번 병원에 갔고요. 새로운 거 먹음 여실히 올라오고 했어요. 대체 끝이 어딜까 실망도 하고, 회의감에도 빠졌었지만 결국은 끝은 있네요. 남들보다 더 열심히 관리했고요 얼굴은 수시로 스킨 발라줬어요. 3일에 보습제 한 통씩 쓸 정도로요.

그렇게 10월 말경 거의 끝났다 했는데, 11월 초 게살 이유식 한 숟가락에 완전 다 뒤집혀져서 다시 관리에 들어갔어요. 그리고 11월 중순 이사 후 감기에 걸려서 계속 누런 콧물 달고 살다 중이염까지 번져서 항생제를 일주일 넘게 먹는 바람에 다시 약 반응으로 피부 관리를 했고요. 그 이후로는 지금까지 로션으로만 관리하고 있어요. 중간 중간 새로운 먹거리를 시도하다 안 맞으면 몸에 오돌이들 몇 개가 나오지만 로션 보습만으로 사라져요. 연고를 발랐던 제일 고질적인 얼굴은 폭포수 같은 침 때문에 턱이 예민한 편이지만 아토피는 아니고요. 붉었다가도 자고나면 가라앉고 자극을 주면 붉어졌다 또 금세 사라지고 있어요. 이 정도는 보통 아이들도 비슷하더라고요. 쓰다 보니 제가 무척 잘한 것처럼 자랑질이 심한데, 자랑질은 아니고요 ^^

관리하는 동안 무지 징징대고, 짜증내고, 힘들어하고 했네요. 그래서 이렇게까지 끌게 된 것 같아요. 다른 분들은 부디 저처럼 게으름피우지 마시고요. 마지막으로 제가 몇 가지 팁을 드리자면 완정 첫 한두 달은 주변의 도움을 받으실 여건이 되시면 꼭 받으세요! 체력적으로 정신적으로 힘들답니다. 남편, 친정 부모님, 시부모님 아니면 가사도우미라도 꼭 도움을 받으세요. 나중에 적응하면 좀 낫지만 첨엔 넘 힘들고 지쳐요.

그리고 체력이 젤 중요해요. 하루 종일 애 우는 소리만 들어서 지치고, 모유수유로 자유롭지 않은 반찬에 입맛 떨어지더라도 밥 많이 드세요!

마지막으로 아이가 너무 울어서, 아이의 거부가 너무 심해서 인성이 걱정되시죠. 저도 그랬어요. 첫 아이니 누구보다 잘 키우려고 육아서만 엄청 쌓아 본 제가 애를 하루 종일 울려서 과연 이 애가 잘 클 수 있을까 싶었는데, 아직까진 너무너무! 잘 크고 있어요. 성격도 좋고요, 호기심도 왕성해서 집안 살림살이 남아나는 게 없지요. 아! 그리고 이젠 로션을 바르면 바르나 보다, 스킨을 바르면 바르나 보다 하고 지는 지 할일 해요 ~ 게다가 로션 통은 젤 좋아하는 물건 중에 하나라 늘 숨겨놓는답니다.

긴 글 읽어주셔서 감사해요. 완정후기 진짜 멋지게 써야지 했는데 시간에 쫓겨 후딱 썼네요. 다들 힘내시고요 지칠 때마다 완정한 아가들 과정 쭉 봐보세요. 그 안에 답이 있어요. 기출문제가 원래 젤 중요하잖아요. 소망님, 태경님, 스텝님, 답글 달아주신 모든 분들 정말 감사드리고 새해 복 많이 받으세요!

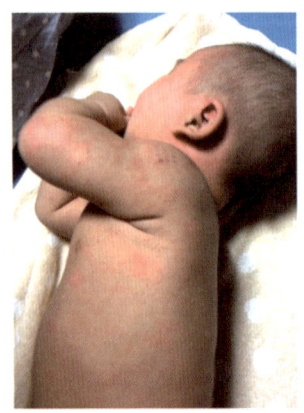 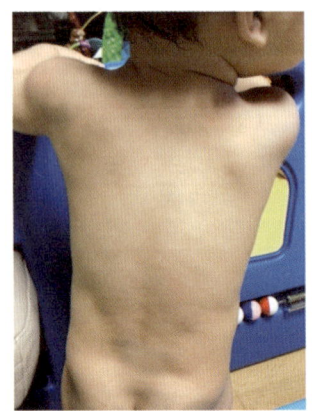

3. 닭살 같던 피부가 계란처럼 매끈해졌어요 - 민지(가명)맘

그동안 매일 눈팅만 하다가 오랜만에 글 올리네요~^^
가예는 완정 후 먹거리 때문에 다시 조금 올라오는 바람에 후기가 조금 늦었습니다.
손가락 사이에 조금 올라왔었는데, 가려워하기에 그 부분만 3일정도 스킨케어 해줬더니 다행히도 노니로 거의 잡혔고, 정말 너무 신기하게 긁지도 않고 올라온 것도 거의 없어졌습니다.

민지는 생후 50일경 더운 날 유모차 태워서 외출 나갔다가 전신에 땀띠가 났었어요. 땀띠가 잡히면서 몸에 닭살 같은 오돌이가 싹 올라왔었습니다. 처음에는 저를 닮아 닭살피부인 줄 알고 보습만 열심히 해주었는데 자꾸 가려운 듯 몸을 긁었습니다. 3개월 동안 연수기 달고 쑥물 우려서 목욕시키고 좋다는 보습제 써가며 관리했는데, 호전이 없어 병원에 가보니 건조성습진이라며 로션타입 연고를 처방해주셨습니다. 발라주니 드라마틱하게 깨끗해졌는데 한 달 후 다시 올라왔고 연고를 발라주니 약효가 떨어지면 피부가 더 심하게 뒤집어지기 시작했습니다.

수개월이라는 시간동안 완정법과 함께하면서 힘은 들었지만 이렇게 민지가 건강해 질 수 있었음에 정말 감사드립니다. 민지가 먹거리에 많이 예민한 통에 완정 후에도 약간 오르락내리락 하긴 하지만 저만 신경 쓰이는 정도랄까요? 그리고 해결할 수 있는 방법이 있기에 걱정 안 합니다.

그동안 열심히 했고, 민지가 면역력도 점차 더 좋아져서 점점 더 잘 이겨내 줄 거라고 믿기 때문에 크게 걱정 안 하려고 합니다. 영양 성분들을 꾸준히 먹여서인지 그래도 감기한 번 안 걸리고 잘 지내주니 너무 고맙네요. 이 또한 완정법을 알게 된 덕분이지요 ^^

말도 못하는 아기가 밤새 가려움에 긁적이며 뒤척이는 모습을 바라보는 엄마 마음이 어떤지는 여기 분들은 다들 잘 아실 거예요. 그 고통에서 해방시켜준 완정법에 정말 감사드립니다. 끝이 없어보이던 아토피와의 싸움에서 끝은 아니더라도 나아갈 방향을 알려주셔서 무척이나 감사드려요. 완정법 하고 있는 아이들이 한둘이 아닌데도 꼼꼼히 일기를 체크해주시고 언제나처럼 나아갈 방향을 잡아주시던 ○○○○님, 정말 의지가 많이 되었던 스텝분들, 꾸준히 응원해주신 완정하던 다른 맘님들 정말 감사할 뿐입니다.

힘들다고 일기로 투정 아닌 투정도 많이 부렸는데, 격려의 한 마디로 많이많이 힘주셔서 끝까지 포기 안 하고 할 수 있었던 것 같아요. 제가 받았던 것처럼 저도 다른 맘님들한테 돌려드리고 싶네요. 지금 완정 중인 맘님들 힘드시더라도 완정으로 보답 받으실 수 있으니 힘내시길 바랍니다! 우리 보물들이 앞으로 건강하게 지낼 수 있는 날을 생각해보면 힘든 이 시간이 결코 헛되지 않을 테니까요~ 모두모두 파이팅하시길 바라겠습니다!

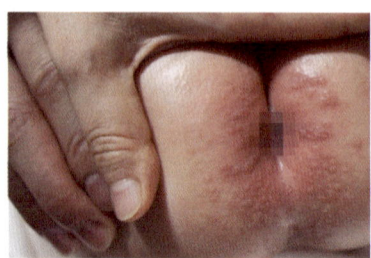 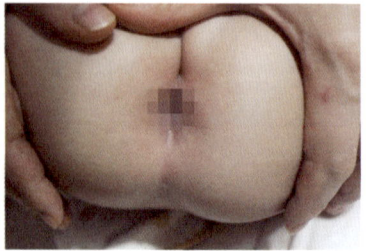

4. 반신반의가 신신당부로 바뀌다! - 정우맘

안녕하세요, 정우맘입니다.
제가 감격스러운 소식을 전해드릴까 합니다.
저의 사랑스런 막둥이가 아토피예요. 알레르기 수치도 꽤 높고요. 그래서 생후 6개월 때부터 아토피 관리에 들어갔답니다. 보습제 등 이것저것 좋다는 거 다 써보는데도 별 차도도 없고, 소아과도 다니면서 연고를 발라도 그때뿐이어서 이것저것 정보 알아보던 중에 '완정법'을 알게 되었어요. 저는 참 무지했던 게 좋은 결과를 가져온 거 같아요. 그냥 아무 생각 없이 믿고 시작했거든요. 반나절 고민하고 바로 자연치유 관리를 해보기로 결정했어요. 아마 고민이 더 이어졌다면 완정법을 성공하는데 좀 시간이 늦어졌겠죠!

'설마 내 아기가 아토피라니… 아닐 거야…' 저도 그랬어요. 왜냐? 위에 쌍둥이들은 알레르기도 없고 피부가 너무 좋거든요. 저도 그렇고 정후 아빠도 피부 좋아요. 알레르기, 아토피는 유전일 수 있지만, 그렇지 않은 경우에는 원인을 밝힐 수 없다고 해요. 그래도 우리 정우한테 너무 미안하고 죄책감도 많이 들었어요. 하지만 자책하고 힘들어하는 것도 잠시, '빨리 정우를 아토피에서 벗어나게 해줘야겠다!'라는 생각 밖에 들지 않았어요. 그래서 바로 관리에 들어갔답니다. 처음에 저도 스테로이드를 연고로 바르고 먹이기도 했었어요.

소아과에 가니 목욕 후 아이의 온몸에 ○○○○ 로션을 바르고 심한 부위에는 크림도 바르라고 하더라고요. 의사가 시키는 대로 열심히 발랐더니 다음날 피부에서 빛이 날 정도로 좋아졌답니다. 그런데 연고를 끊으면 그 전보다 더 심해지고 나중에는 연고도 듣지 않더라고요. 참 무지했던 엄마였죠. 나중에서야 아토피 아가한테 스테로이드가 다 좋은 건 아니라는 걸 알았답니다.

마지막 고비를 넘어 피부가 좋아진 지는 한 달이 넘었답니다. 1월에 들어오면서 부터 파우더 목욕도 끊고 로션과 크림으로만 관리 했답니다. 처음 시작할 때 '정말 좋아질 수 있을까? 더 나빠지면 어쩌지'란 의심이 많이 있었답니다. 중간 중간 나빠지는 걸 반복할 땐 화도 났답니다. '왜 내 아이만 더 나빠지는 거 같지?' 하지만 커뮤니티에서 언젠가 그랬던 말처럼 "자연치유 완정법은 정직하다" 그 말이 맞았어요.

후기를 적을 날이 저에게는 오지 않을 줄 알았지만 이렇게 찾아 왔네요. 제가 늘 힘들 때 힘이 되어주신 우리 완정 식구들 다시 한 번 감사드립니다. 종종 근황 알리러 카페에 들어올게요~ 완정법 하고 있는 엄마들, 힘내시고 꼭! 완정할 수 있으니 믿음 갖고 화이팅 해주세요 ^^

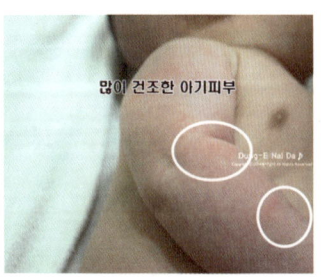
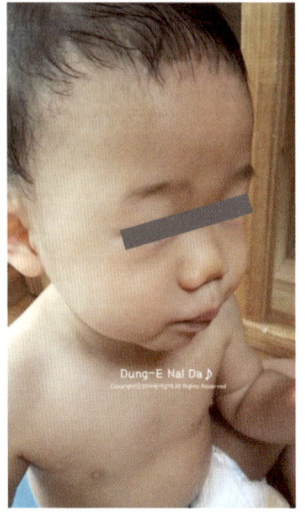
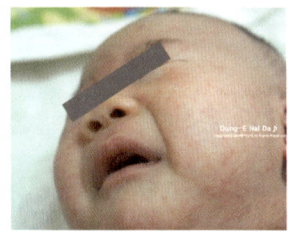

5. 드디어 한여름에 가디건을 벗었어요 - 준호(가명)맘

1) 준호 완정 시작 전 아토피 상황
준호는 유아기 때 아토피가 살짝 있는 정도였다가 없어졌어요. 그때는 아토피로 걱정할 상황도 없었고 아토피 치료를 한 적도 없었어요. 그러다 초등학교 4학년 때쯤 신종플루에 걸려 타미플루를 복용했다가 다시 아토피가 발병했어요. 주로 얼굴 위주로 아토피가 왔고 진물과 각질이 심한 편이라 지나가는 사람들이 모두 쳐다볼 정도였지만, 한방 치료를 8개월 정도 받으며 아토피를 완치했었답니다. 그런데 중1 여름에 다시 발병했어요. 아토피 부위는 두피, 목, 어깨, 팔 안쪽으로 집중 되어 있었고 매일 밤마다 가려움에 고통스러워했어요. 다시 한약과 ○○○○○란 제품 복용과 크림을 사용했지요. 거의 5~7개월 사용했고, 모두 스테로이드는 없었답니다.

2) 준호 완정 시작 동기
작년 9월 초 아직 무더위가 가시지 않았던 계절의 밤이었습니다. 그날 밤도 준호는 어김없이 가려움에 힘들어했고, 매일 밤 고생하는 사춘기 아들 녀석의 모습이 안타까워 가려움이 좀 덜할까? 준호에게 밤 산책을 제안했답니다. 밤 11시가 넘어 둘이 손을 잡고 밤공기를 마시며 동네를 걷는데, 아토피가 보일까봐 가로등 없는 어두운 쪽 길만 찾아 걷던 준호가 이렇게 말합니다.
"엄마! 나 올해 들어 처음 반팔입고 나왔어. 반팔입고 걸으니까 시원하고 좋다." 그러게요. 준호는 한 여름에도 반팔 교복 위에 가디건을 입고 다녔으니 그동안 얼마나 더웠을까요. 문득, 이런 생각이 들었습니다.

'준호가 그저 평범하게 살았음 좋겠다. 남들처럼 더울 때 반팔 입고, 먹고 싶은 거 먹고 그저 평범하게 더우면 땀도 나고, 그랬으면 좋겠다.'
그날 밤 산책 후 집에 오자마자 '성인 아토피'로 인터넷 검색을 했습니다. 그래서 알게 된 〈피부완정연구소〉 카페. 완정 후기들을 읽으면서 그날 밤 거의 꼬박 지새웠지요. 그리고 바로 완정도전이 시작되었습니다.

3) 준호 완정 도전

준호는 완정 첫날부터 신기하게 가려움이 줄었습니다. 물론 며칠 못 가서 또 다시 가려움이 시작되었지만, 전과 비교하면 훨씬 줄었습니다. 첫 시작 후 마의 10일에는 증상이 없었던 부위(손목)까지 아토피가 올라오기 시작하더군요. 다들 왜 마의 10일이라고 하는지 알겠더라고요. 무척 고통스러운 나날들이었습니다. 너무 따가워했고, 그 따가움에 두통까지 호소했어요. 상처와 진물로 몹시 따가워했습니다. 완정 시작 한 달 후 CGF를 처음 먹었어요. 그 덕분인지 60일쯤 두피 이외의 다른 부위들은 호전을 보였죠. 90일차 되니 약간씩 트러블은 있지만 많이 좋아졌고요, 드디어 3월 1일 로션관리에 들어갔고 꿈에도 그리던 완정을 했습니다.

4) 완정 기간 동안 준호맘의 마음

지금 생각하니 준호와의 완정 기간은 평생 잊지 못할 시간입니다. 사춘기 아들 녀석에게 집중하여 초반 세 시간씩 두드릴 땐 허리도 끊어질 것 같았고, 아프다고 짜증부리는 녀석이 때론 얄밉기도 했습니다. 아침마다 냄새난다고, 학교 가기 싫다는 준호를 어린아이처럼 달랬고, 매일 먹을 것이 없다며 씩씩거릴 땐 녀석 엉덩이라도 때려주고 싶었습니다. 그러다가 두드리던 아토피 부위에서 피가 툭툭 터지고, 쓰리고, 고통스러워 찡그리다 지쳐 잠이 드는 준호 모습을 볼 때면 '그래. 아무려면 내가 준호보다 힘들까? 걱정 마. 엄마가 낫게 해줄게!'라며 혼자 되뇌었습니다.

유난히 예민한 울 사춘기 소년이 가끔은 "엄마! 힘들지?"라고 오히려 저를 위로하고 관리하는 동안 준호가 좋아하는 빈지노, 매드 클라운, 도끼 등 유명 랩퍼들의 랩을 하도 들어 나도 모르게 랩을 따라하는 저의 모습을 발견했습니다.

학교에서의 일, 요즘 준호의 관심사, 준호 친구 이야기 등 이 모든 이야기는 밤마다 집중하는 시간에 나누었습니다. 사춘기 아들 녀석과 함께 한 단 둘의 1박2일 전주여행은 아마도 완정이 아니었음 생각지도 못했을 테지요. 이렇게 전 완정을 통해 준호의 아토피 치유뿐 아니라 준호와의 돈독해진 관계 형성을 덤으로 얻은 행복한 엄마입니다

5) 감사 또 감사

카페지기님~ 무슨 말씀이 필요할까요. 소망님 아니셨음 우리 준호 완정 못 했을 것 같아요. 완정 카페와 소망님 알게 되어 진심으로 고맙습니다. 저에게 최고이셨던 ○○님, ○○님, 혜교님 ○○맘 님 ^^
코치님들의 늘 따뜻한 말씀과 격려로 약해져있던 저의 마음을 다잡을 수 있게 도와주셔서 진심으로 고맙습니다. 그리고 우리 완정식구들! 누구보다 같은 처지라 진심으로 공감해주시고, 응원해주시는 카페 식구분들, 모두에게 길이 있을 거예요. 용기 잃지 마시고, 끝까지 파이팅 하시길 바랄게요. 생각해보면 제가 이 시기를 어떻게 보냈는지 힘들었을 때 기억은 별로 나질 않아요.
여러분들도 지금 이 힘듦이 결코 헛되지 않다는 것 잊지 마시고 꼭 좋은

결과가 있으리라 확신해요. 완정 가족 여러분 함께 해주셔서 진심으로 고맙습니다. 끝으로 제가 글재주가 없어요. 두서없는 긴 완정기를 읽어주셔서 감사해요! 완정을 했다고 끝이 아니란 걸 잘 압니다. 간간이 준호 소식 전할게요. 모두 늘 행복하세요 ^^

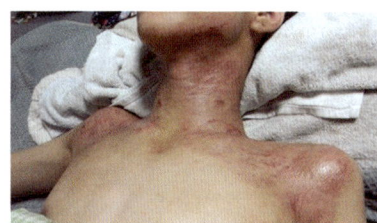 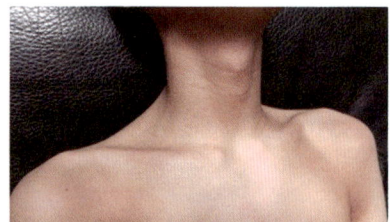

6. 완정식구들과 함께 탈스에 성공하다! – 윤서맘

안녕하세요. 윤서엄마예요. 드디어 완정이라니 이런 날이 오긴 오네요. 윤서 후기 들려드릴게요.

1) 발병

윤서는 조리원에 있을 때부터 태열이 심했었어요. 그러다가 80일쯤 양 볼이 다 까져서 진물이 날 정도였고, 아토피의 '아'자도 생각 못했던, 그리고 무지했던 저는 동네 큰 피부과를 가서 스테로이드 주사를 맞히고 약을 발랐죠. 하루 만에 낫길래 역시 현대의학의 발전에 감탄 했었답니다. 하지만 다음날 다시 양 볼에 진물이 나며 이번엔 몸까지 오돌이가 났고, 귀에선 진물이 흐르기 시작 했어요. 나중에 알고 보니 이게 스테로이드 리바운딩 현상이더라고요.

2) 완정계기

스테로이드 주사 후유증으로 온 몸에 아토피가 올라오고, 연고를 2주 정도 쓰니 효과도 나타나지 않았어요. 양약은 답이 아니다 싶어 그때부터 아토피에 대해 정보를 뒤지기 시작 했어요. 각종 방법이 많았지만 물도 안 먹이는 애한테 한약 먹이긴 싫었고, 민간요법은 못 믿겠더라고요. 그렇게 시간만 끌다가 윤서는 더 심해졌고, 그때는 정말 미치는 줄 알았습니다. 그러던 어느 날 신랑은 교회에 가고 저는 혼자 울면서 인터넷을 또 뒤지기 시작 했어요. 노니가 검색되고 이거라도 먹어보자 싶어 공구 사이트에 접속하고… 그렇게 피부완정연구소 카페까지 오게 되었어요. 다른 아이들의 후기를 보면서 희망을 가졌고, 알아보기 시작했어요. 진물이 너무 심해 윤서의 완정은 바로 시작되었습니다.

3) 완정관리(약 6개월)

처음에 탈스하며 아토피가 심하게 올라올 수 있다고 하시더라고요. 그러나 윤서는 이미 초반에 너무 심해서 더 심해지진 않더라고요. 하지만 상처에 스킨을 뿌리면 따가워하기에, 그걸 지켜보는 엄마 마음이 너무 슬프고 미안해서 1주일을 울면서 관리하면서 속싸개해서 재우고 했죠. 그렇게 일주일 후, 드라마틱하게 좋아졌어요. 이때부터 속도가 나기 시작하고 100일쯤 얼굴이 깨끗해졌어요. 그리고 증상들이 오르락내리락 반복하며 몸은 비교적 빨리 좋아졌지만 얼굴 부분이 계속 말썽이었습니다. 그 뒤로도 나을 듯 안 나을 듯 목, 사타구니, 항문, 손 등 조금씩 말썽피우다 가라앉았고요. 이유식 시작 후 걱정을 많이 했는데 다행히 감자, 당근 빼곤 크게 반응이 없었어요. 정말 다행이었어요.

4) 느낀 점

일단 완정은 아토피 최고의 방법이에요. 고민하시는 분들은 스테로이드 노출 전에 하셨으면 좋겠어요. 그리고 완정하면서 가장 많이 한 말이 "속수무책으로 당하지 않고 약 쓰지 않고 무언가 해줄 수 있다는 것에 너무 감사하다"였어요. 기간은 오래 걸리지만 약 쓰지 않고 부작용 없이 이렇게 좋아질 수 있는 건 기적이에요. 그리고 가장 큰 장점은 우울함을 완정식구들과 같이 이겨내는 점이에요. 같은 고민거리, 비슷한 연령의 아이를 키우니 심정이 다 이해되기에 힘든 일 같이 이겨내면서 많이 의지하고 위로받고 힘이 되었네요.

5) thanks to

먼저 완정 만나게 해주신 하나님께 감사드려요. 그 다음으로 윤서한테 고맙네요. 순딩이 윤서가 잘 이겨내 줬고, 또 잘 자주어서 회복도 빨랐던 것 같아요. 그리고 신랑, 윤서가 초반 목도 못 가눌 때 파우더 반신욕 한다고 낑낑대는 마누라 하루도 안 빼먹고 도와줬어요. 그 밖에 카페지기님, 혜교님, ○○님, 또 다른 스텝님들, 그리고 은서맘님, 민혁맘님 같이 완정 진행한 엄마들, 많이 위로받고 도움 받았어요. 완정 기간 동안 몸과 마음이 많이 지쳤지만 아이를 더 들여다 볼 수 있었고, 먹거리의 중요성을 깨닫고 일상의 소소함, 평범함에 감사함을 깨달을 수 있는 시간이었어요. 앞으로도 살면서 더 큰 고비가 있겠지만 잘 이겨내고, 마음 한켠에 친정 같은 곳으로 간직하며 피부완정연구소 카페를 기억할게요. 자주 들릴게요. 그럼 1기 모델 윤서는 이만 안녕!

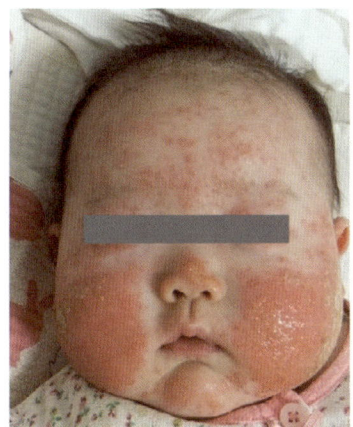
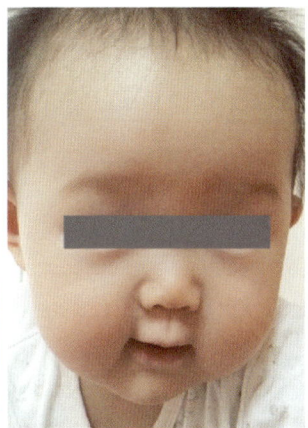

7. 올해엔 꼭 바다로 피서 갈 거예요 - 유미(가명)맘

드디어! 드디어 유미도 완정 후기를 올리는 순간이 왔어요〉.〈 완정하고 오래간만에 카페를 찾아왔어요. 그동안 여러 맘들의 글을 보면서 유미와 제게도 그런 날이 올 수 있을까 기다리고 바랐지만, 우리가 정말 완정할 수 있을까? 유미 피부가 깨끗해질 수 있을까? 상상도 할 수 없었죠. 글을 쓰려고 처음 시작할 때의 사진을 보는데 울컥, 글로 채울 빈 공간을 보면서 어떻게 써내려갈지 가슴이 떨려서 또 울컥합니다.

유미는 이유식을 시작하면서부터 손목 쪽에 약간 거친 느낌의 오돌이가 났었어요. 심하지 않아서 이후에 좀 심해진다 싶으면 제일 약한 연고를 발랐어요. 1년 동안 거의 1~2통 가량을 썼어요. 그 후로도 ○○○○를 조금씩 바르다가 안 바르다가 그랬는데, 작년 3월부터 급속도로 심해졌어요. 완정을 하기로 결심하기까지 보냈던 밤들은 정말 기억하고 싶지 않아요. 발목과 손목에만 심했던 상처가 종아리와 팔 쪽으로 번지면서 연고효과도 잠시 뿐 도움이 되지 못했어요. 낮에는 노느라고, 그리고 제가 주의해서 계속 지켜보니 긁는 게 덜했는데, 자다가 새벽 1,2시 정도 가 되면 잠결에 일어나 미친 듯이 긁는 거예요. 못 긁게 하면 이미 자기 가 피나게 긁어놓고선 저보고 거길 다시 긁어달라고 울고… 새벽이 오는 게 무서웠었어요. 상처가 심해지며 피부색도 어두워지고 엉망이 되어가니 나중에 커서 엄마를 원망할까봐, 치마도 못 입게 될까봐 너무 속상하고 무섭고 암담했었습니다.

이리저리 검색하면서 좋다고 하는 로션과 오일들을 써보고, 이걸 쓰면 좀 나아지지 않을까 기대하고 좌절했었어요. 처음에 검색하다 가입한 이 카페도 그냥 상업적으로 아토피를 이용하는 다수의 카페나 마찬가지려니 했었어요. 그러다 정말 여러 명의 아이들이 완정하는 과정이 담긴 일기를 읽어가면서 한번 해보자! 마음먹고 시작하게 되었습니다. 유미는 손목, 발목, 팔꿈치 안쪽, 허벅지 뒤쪽이 심했어요. 완정하면서 피검사를 했더니 병원에서는 소고기, 우유에 알레르기 수치가 높다고 1년간 끊으라고 했었어요.

처음 피부관리로 보습할 때 일주일은 정말 힘들었지만, 상태가 심한 만큼 빠르게 호전 되는 게 보였어요. 하지만 손목과 발목이 좋아지는 듯 보이다 한 달 뒤 갑자기 항문 쪽 겨드랑이, 목 쪽으로 심하게 발진들이 나오더라고요. 뭘 발라주기도 힘든 부분이라 좀 더 힘들었던 것 같아요. 손목은 금방 좋아졌는데 두꺼워진 발목은 정말 천천히 느리게 얇아지더라고요. 석 달만 고생하자! 했던 시간이 6개월 정도가 걸렸지만, 시작하면서 밤에 한 번도 깨지 않고 피나게 긁지만 않으면 좋겠다는 소망은 초반전에 이뤄져서 너무 감사하고 또 감사할 뿐이에요.

아직도 믿겨지지도 않고요. 완정하면서 반신욕하고 수시로 보습 관리해야 했고, 먹거리 관리를 하느라 밖에 나가면 먹을 것도 없었기에 작년의 반은 문화센터 가는 것 말고는 거의 집에 있었네요. 지금은 처음에 들어와 설명 들으면서 후기 읽으면서 "설마~~" 했던 일들을 저도 하네요. 하루에 로션 한번만 바르고 자주 먹이진 않지만 시중 치킨도 먹여 봤고 장보다가 우동도 사 먹여 봤어요. 조마조마했지만 다행히 괜찮네요. 나쁜 걸 먹이고 좋아하는 나쁜 엄마죠? 한 끼 정도는 가볍게 밖에서 사이좋게 나눠 먹어보고 싶었어요. 그게 그렇게 부럽더라고요 ^^

먹거리 조절하는 것 때문에 저는 엑셀로 식단표를 만들어서 그날 먹은 것들을 기록해놨었어요. 그럼 뭘 먹였었는지 한눈에 볼 수 있어서 좋더라고요. 제가 기억력이 안 좋아서 ^^; 사진도 매일 찍어서 일별로 폴더 만들어서 저장해놓고 게시판에 글을 올렸어요. 매일매일 올리진 못하더라도 사진을 구분해서 저장해놓으면 진행상태를 보기가 좋아요. 매일 보는 엄마는 상태변화가 그리 없다고 느껴지지만 사진으로 보면 조금씩 차이가 보이더라고요. 게시판에 관리일기를 쓰는 건 제게는 힐링이었어요.

혼자인 것 같았는데(물론 남편도 있지만) 이 공간에서는 늘 응원 받고 위로받고 느슨해지거나 좌절 할 때마다 맘을 다잡을 수 있었어요. 덧글 하나하나 참 힘이 되더라고요. 상처가 아물고 간지러워서 긁는 게 호전될 때까지는 옷에 손수건을 덧대서(탈춤 출 때 옷처럼) 잠결에 긁어서 상처 나는 걸 막았는데 그것도 효과적이었어요. 막 시작한 첫 주에는 그 옷이 없어 남편과 돌아가며 밤을 새워 지켰어요. 혹시라도 딱지를 뗄 수 있으니까요, 그럼 다음날 보습할 때 더 고통스러우니까요. 여름 휴가 내서 방콕하면서 새벽 2시까진 제가 자고 남편이 지키고, 그 담엔 남편이 자고 제가 일어나서 유미를 지켰네요.

올해엔 꼭 바다로 피서 갈 거예요! 정말 너무 감사해요. 같이 아파해주시고 같이 기뻐해주셔서 너무너무 감사합니다. 물론 부러진 뼈가 붙고 배탈이 낫는 것처럼 다 낫는 건 안 되겠죠. 예민한 체질과 피부이니 살아가며 계속 조심하고 건강한 먹거리 위주로 먹어야겠지만 그건 아토피를 가지고 있지 않은 사람들도 모두 바른 먹거리를 먹으면서 살고자 하잖아요 ^^ 유미도 잘 이겨내리라고 믿습니다! 피나게 긁지도 않고 새벽에 깨지 않고 잘 자는 기적이 와서 아직도 믿기지 않네요. 유미의 두꺼운 발목도 과연 제 피부를 되찾을까 했는데 이젠 경계가 느껴지지 않게 얇아졌어요. 감사합니다. 두서없이 길게 썼네요. 정말 감사합니다. 시작하시는 분들 모두 힘내세요! 곧! 완정하실 거예요!

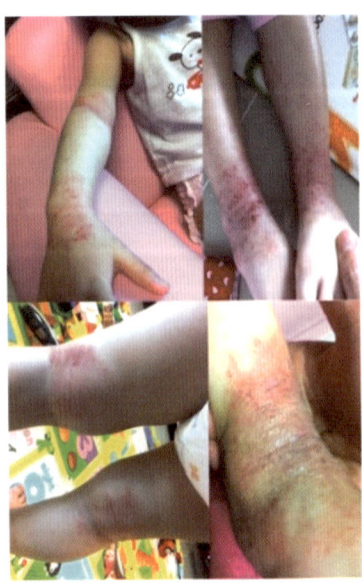
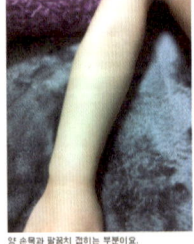
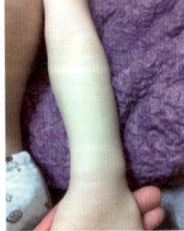
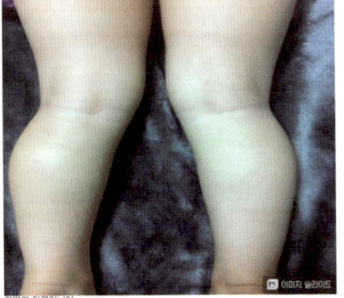

8. 완정법을 만난 것은 복권당첨보다 더 큰 행운!!! - 세이(가명)맘

이전 사진을 쭉 훑어보다보니 가슴 아팠던 기억들이 떠오르네요. 결혼 후 아이가 9개월까지 주말부부로 지내다가 제가 휴직하면서 세 가족이 함께 살게 되었죠. 이제 우리도 남들처럼 알콩달콩 살겠구나 했는데 글쎄, 그런 생활이 3개월이 채 되기도 전에 세이에게 아토피가 생겼어요. 하늘이 무너지는 줄 알았죠.

처음엔 바이러스성 발진이라고 걱정 말라고 했는데, 사라지지 않고 번지더니 밤새 긁느라 잠 못 이루는 밤이 시작되었어요. 그래서 연고 바르기를 2개월… 바르면 괜찮은데 그 효과가 길어야 5일이더군요. 이것저것 알아보다가 완정을 알게 되었어요. 분노의 검색질을 했지요.

한 달만 해보자 하고 시작했어요. 남편에게도 아무 말 말고 한 달만 지켜봐 달라 했죠. 하루하루 큰 변화가 있었어요. 밤에 잠도 잘 자고, 한 달만 하면 끝날 것 같았어요. 그런데 고질적인 부위가 없어지지 않았어요. 한 달, 두 달, 세 달이 지나도 옆구리, 사타구니, 목, 항문 여긴 계속 반복이었죠.

다른 아이들은 세 달이면 되던데, 우리 세이는 왜 안될까 의심도 했어요. 그때 정모를 참석하게 되었죠. 카페지기님도 직접 만나고 다른 엄마들도 만나고 힘이 나더라구요. 정모를 집에서 했는데, 이렇게 자기 꺼 다 내어 보여주는 사람이면 믿어도 되겠다 싶었어요. 다시 집중!!!

다른 아이들보다 시간이 걸리긴 했지만 고질적인 부분들이 하나씩 줄어들기 시작했고, 결국엔 이렇게 완정까지 왔어요. 사타구니에 징글 징글 하게 올라오던 게, 끝날 때는 30분 주기로 들어갔다 올라왔다 하는 것이 지금 생각하니 신기할 따름이네요.
이 곳을 만나지 못했다면 아마 이 방법 저 방법 써가며, 아직 눈물 흘리고 걱정만 하고 있었을 거예요. 완정을 만난 것은 저에겐 복권 당첨 보다 더 큰 행운이었답니다. 너무너무 감사드립니다. 모두들 완정까지 힘내세요!

9. 완정 2배! 기쁨 2배! - 민준, 하준맘

안녕하세요^^ 민준이 하준이 오랜만에 인사드립니다. 해가 바뀌어 민준이 5살, 하준이는 2살이 되었네요.^^

첫째 민준이는 2013년 15개월 때 아토피 나타나서 4개월가량 집중적으로 관리했구요, 둘째 하준이는 2015년 생후 100일 때 스테로이드 성분이 들어간 감기약을 먹고 아토피가 심해져서 한 달 반 정도 집중관리하고 완정했네요^^ 하준이는 이유식을 하기 전 아토피가 나타났고 현재 이유식 완료기 돌입전인데 별다른 트러블 없이 잘 유지되고 있어요. 그래서 이렇게 늦게나마 안부를 전합니다^^

지금도 완정 비누로 목욕하고, 로션 바르고, 건조할 때마다 세럼 로션 크림으로 보습하며 유지 중이예요^^ 시중에 딱히 믿을만한 제품도 없고...... 웬만한 시중의 유기농제품보다 믿고 쓸 수 있어서 다른 생각 없이 지금까지 사용하고 있네요^^ 노니, 클로렐라, CGF 그리고 파우더 입

욕과 스세로^^ 제게는 참 신기하고 뜻 깊은 경험이었어요~

임신 전부터 아토피에 대한 관심 때문에 이 카페를 알고 있었기에 첫째 아이에게 아토피가 나타나자마자 다른 곳으로 돌아가지 않고 흔들림 없이 완정의 길을 가게 되었습니다. 빠르게 완정할거라는 자신감으로 시작하였지만 저의 욕심과 다르게 아토피는 만만하지 않은 녀석이었죠^^;; 하지만 끝까지 포기하지 않고 카페 스텝분들과 아토피맘님들의 응원으로 잘 이겨낼 수 있었습니다^^

완정 후에도 꾸준히 노니 클로렐라 CGF 보습제품들 사용하고 있으니 완정카페 떠난다고 생각한 적은 없어요^^ 이미 이곳은 저와 우리아이들의 건강을 위해서 떼려야 뗄 수 없는 그런 곳이네요^^ 지금도 초기 코감기, 기침 증상이 나타나면 천연 성분 벨레다로 관리하니 너무 좋네요~

이런... 이렇게 말하고 나니까 제가 꼭 제품 홍보하는 사람 같네요. 그렇지만 백방으로 찾아보시고 연구하시는 운영자님 덕분에 정말 안심 할 수 있었습니다^^ 늘 스텝분들 노고에 감사드리고 이렇게 글로나마 응원하고 또 응원합니다!! 모두들 힘내세요^^ 홧팅!!

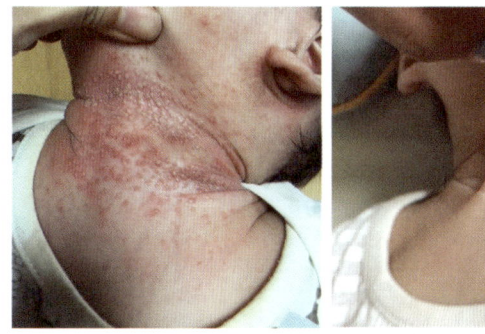
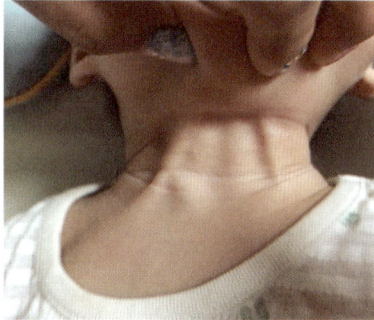

10. 노니주스로 농가진을 잡다! - 찬이(가명)맘

정말 넘넘 오랜 만에 글을 쓰네요~ 그래서인지 처음 보는 아이디들이 많아요. 처음 보는 아이디들이 많다는 건 그만큼 완정하신 분들이 많다는 거겠죠? ^^

찬이, 쭌이가 8월 초에 농가진에 걸렸었네요. 정말 하루아침에 급속도로 퍼지더라구요. 바로 노니주스를 먹였어요. 진물 나는 상처부위에 발라주기도 하고... 진물이 퍼져 가는데 어찌나 안타깝던지 ㅜㅜ

온전히 한 병을 바르는 데만 투자했네요. 워낙 면적이 넓어서요. 그런데 노니 녀석, 증상을 금방 잡더군요. 진물 나던 것들이 담날 딱지생기고 그렇게 2주 정도가 흘렀어요. 그런데 아뿔싸! 마무리가 멍텅구리였던게지요 ㅜㅜ 2주만에 다시 번지는데 역시나 빛의 속도였어요. 또 다시 2주 고생했네요. 아직도 검게 흉터들이 너무 많아요. 다행히 점점 흐려지고 있어요.

그치만, 노니 고녀석 대단한 녀석이에요. 모두모두 노니 챙기는 거 잊지마셔요 ^^ 다른 거 먹여봤는데 이 곳 노니, 클로렐라만한 것이 없어요. 다시 여기 것으로 먹여요. 노니는 아무거나 함부로 바르면 안 되는 거 아시죠? 100% 천연 성분의 완정노니만 가능하다는 것 잊지마세요.

항상 그렇듯이 카페지기님 너무 감사하고요 사랑하는 마음 아시죠?^^ 마지막으로 찬이, 쭌이 사진 몇 장 올려요.

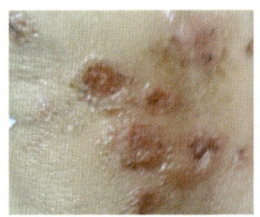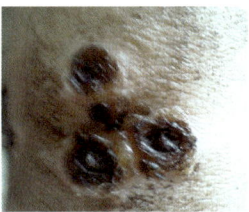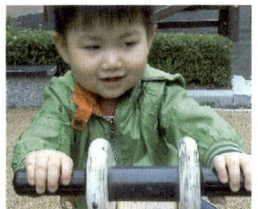

11. CGF 6통 먹고 16cm가 자랐어요 - 연수(가명)맘

연수는 처음에 노니, 클로렐라로 시작했어요. 아토피가 많이 올라오더라고요. 밤새 잠도 못자고 특히, 얼굴이랑 목 보이는 부분이 너무 심해 바깥외출도 제 기억엔 10일 정도 못 나갔던 기억이 아직도 잊히지 않아요.

파우더 반신욕과 스킨관리 들어가면서 조금씩 안정을 찾아가긴 했지만, 여전히 아토피는 심했답니다. 특히 보이는 얼굴이랑 팔 사진을 보니 옛날 기억이 생생히네요. 완정법에서 스킨도 효과를 보았지만 전 파우더의 효과를 아주 많이 봤어요.

연수는 파우더를 한 시간씩 두 번 한 적도 있었어요. 그런데 파우더 반신욕을 오래할수록 따라오는 건 감기더라고요. 괜찮아지면 다시 감기! 그 시점에 먹은 게 CGF였어요.

아이 셋 키우느라 부담되어 망설였지만, 오직 아토피만 생각했죠. 3통 연속으로 꾸준히 먹였더니 밥도 잘 먹고 무엇보다 많이 건강해져 그런지 감기도 쉽게 넘어가더라고요. 효과는 많이 봤어요. 완정도 100일 만에 끝났고요.

노니, 클로렐라, 스킨 보습제들 모두 좋은 제품이지만, 전 CGF로 체질 개선하여 더 빨리 완정하지 않았나 싶어요. 연수는 완정 108일째 파우더 80일, 그리고 CGF는 6통 연속으로 먹였어요. CGF 아니였음 감기 때문에 완정을 했어도 시간이 더 오래 걸리지 않았을까요?

지금 연수는 잘 지내고 있어요. 최근 다시 연수가 면역력이 떨어졌는지 감기도 오래가고 밥도 안 먹길래 CGF를 다시 먹이고 있어요. 참! 연수 키 정말 많이 컸어요. 원래 90센티 좀 넘었는데 얼마 전에 소아과에서 건강검진 했는데 106센티래요. 오예~ 정말 행복해요. 4세에 106이면 상위권이래요. 정말 감사해요.

어린이가 된 연수, 이젠 자전거도 아주 잘 타요. 얼마 전에 한약 대신 CGF 구매해서 지금 아이들 모두 먹고 있는데, 밥 안 먹는 둘째딸 요즘 밥 한 그릇 뚝딱이에요. 감사하고 또 감사드려요.

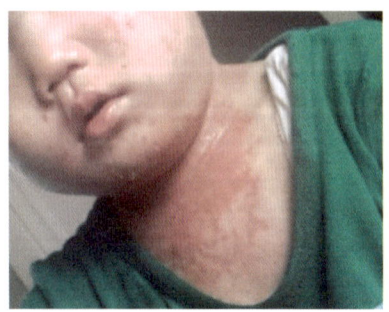
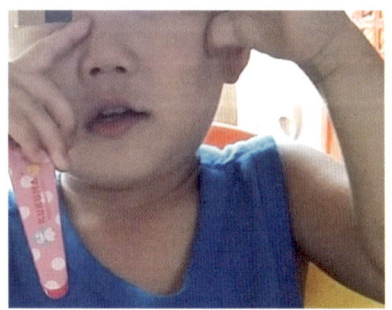

12. 완정이 선물해 준 평범한 일상-지우맘

넘 오랫만에 완정까페에 들어온 것 같아요^^ 작년 10월에 쓴 마지막 글을 보니 완정이후 거의 반년 가까운 시간이 얼마나 빨리 지나갔는지 새삼 느껴져요. 완정법 진행하던 다섯 달도 안 된 그 기간은 하루가 한 달 같았는데 말이죠^^; 힘들었던 만큼 완정이 선물해준 평범한 일상이 달콤했던 거겠죠?ㅎㅎ

궁금해 하실 지우의 그간 피부상태는 많은 돌발 상황이 있었어요. 아시다시피 지우는 음식 알러지가 어마어마한 수치라서 늘 긴장이에요ㅜㅜ 크고 작은 사건사고에도 '완정노니 하나로 충분'했어요. 가장 기억에 남는 사건은 지난 1월초였는데, 땅x카라멜을 어디서 받았는지 입에 넣고는 전신 두드러기에 기침, 콧물이 쏟아지고 호흡곤란까지 와서 응급실을 갔더랬죠. 뱉은걸 보니 얼마 먹지도 않았던데 다행히 호흡곤란 증세는 응급실에서 접수하고 대기 하던 중에 안정되어서 그냥 집으로 돌아올 수 있었어요. 두드러기가 올라오면서 많이 가려웠던지 긁으려고 할 때마다 계속 노니를 뿌렸더니 상처도 많이 내지 않았고, 두드러기도 한 시간 정도 만에 잡혔구요. 그날은 그냥 하루 종일 노니를 바르고 먹이고 했던 거 같아요. 완정노니는 정말 이거 없이 그전엔 어떻게 살아왔나 싶을 정도로 어디 아플 때마다 다 쓰고 있어요^^ㅎㅎ 완정 시작했을 때부터 하루도 쉬지 않고 매일 60cc씩 먹이고 있고 지금도 조금 긁거나 음식반응이 조금이라도 있다 싶으면 완정비누로 씻고 노니 뿌리고 로션 바르고 해요. 클로도 30알 정도씩 매일 먹고요ㅎㅎ 심한 음식 알러지 때문에 영양상태가 썩 좋은 편이 아닐텐데도 이번 겨울 감기 한 번 안 걸렸고요. 지우가 콧물이 늘 조금씩 있다 싶었는데, 예방접종 갈 때마다 의사샘이 비염끼가 있는데 약 먹을 정도는 아니라고 그러는 거 보면 그것두 노니 덕분인 것 같아요. 노니 아니였음 약을 달고 살지 않았을까 싶어요ㅎㅎ

워낙 알러지 수치도 높고 반응하는 음식도 많아서 지금도 가끔 아토피가 올라올 때가 있어요. 그래도 작년까지만 해도 정말 적은 염분조차도 반응이 심해서 소금 간 살짝 한 생선이나 알러지 없는 멸치마저도 입가나 눈주변이 붓고 금방 붉어졌었는데, 이제는 간 고등어 정도의 염도에도 전혀 반응하지 않을 정도로 피부가 튼튼해졌어요. 콩은 아직 못 먹지만 완정 전에는 반응이 있던 된장, 간장도 잘 통과했구요. 이렇게 하나씩 이겨나가는 과정에서 약간씩 오르락내리락 하는 피부는 이제 크게 신경도 안 쓰일 정도로 지우가 잘 해주고 있어요^^ 철썩같이 믿는 완정 노니도 있구요ㅎㅎㅎ

지우는 아직 다니는 기관이 없어요. 학교 가기 전까지 최대한 피부상태 유지해주면서 고비 없이 튼튼해지도록 도와주는 것이 제가 할 수 있는 최선인 것 같아서, 오랜 고민 끝에 보내지 않기로 했어요. 소망님은 완정을 남들 먹는 거 다 먹을 수 있고, 남들 하는 거 다 할 수 있도록 만드는 거라고 하셨는데 저는 그래요. 지금 세상이 어차피 남들 먹고 남들 하는 거 다 하는 게 꼭 좋다고만 할 수 없는 세상인 거 같아요^^; 저는 지우가 스스로 자제하는 법과 좋고 나쁨을 분별할 줄 알게 되는 것이 더 좋은 일인 것 같아요. 완정법은 정말 고통과 희생이 따르는 과정이었지만, 지우가 세상을 이겨낼 힘을 갖게 해주고, 저와 지우 사이에 그 어떤 대화나 경험으로도 만들 수 없는 끈끈한 관계를 만들어주는 시간이었어요^^ 그리고 무엇보다 노니를 알게 되어서 얼마나 살기 좋은 세상이 되

없는지ㅎㅎ 완정노니 덕에 제가 고질적인 편도염에서 완전히 탈출한 건 완정 뽀너스려나요?ㅎㅎㅎ

쓰다보니 또 수다본능을 주체하지 못하고 길어져서 어떻게 마무리를 해야 할지 모르겠네요ㅎㅎ 지우 잘 놀고 잘 먹는 사진 투척하며 마무리 할게요^^

모두 힘내시길요! 그날은 곧 옵니다..!!^^
완정스탭님들 완정식구들 감사합니다♡

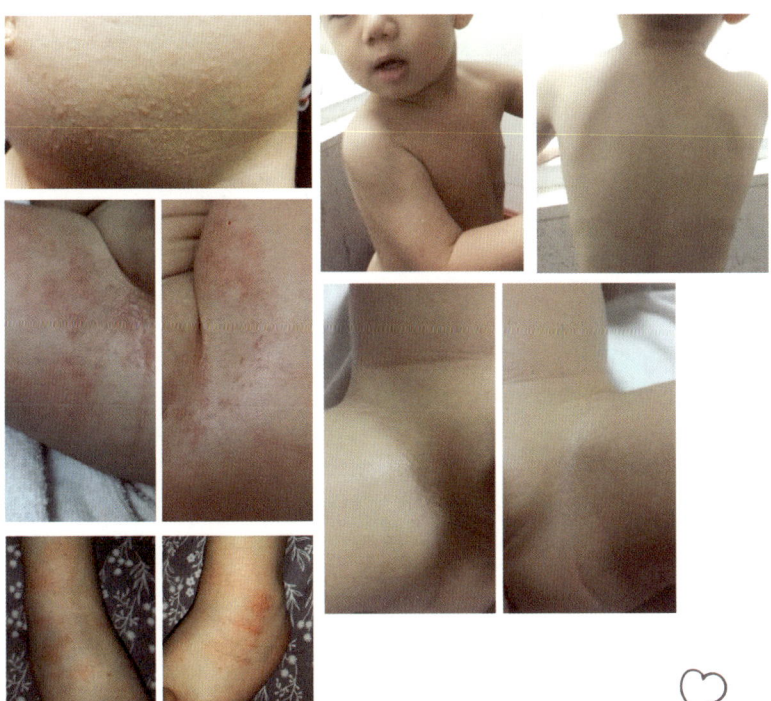

에필로그

에필로그

저는 행복한 맘입니다

책을 끝내고 보니 지난 수년간이 마치 드라마처럼 스쳐 지나간다. 어떨 때는 사이비 같다는 소리를 듣기도 했고, 상식 이하의 대접을 받아보기도 했으며, 오히려 문제가 생겼으니 병원 치료비를 내놓으라는 협박을 받기도 했다. 아토피와 싸우다 지친 사람들은 조금만 마음에 안 들면 날카로운 말로 상처를 주곤 했다. 호의가 계속되면 권리라고 했던가? 가장 견디기 힘든 건 나를 제품을 판매하려는 업자로 취급하면서 상담과 봉사를 당연하게 생각하는 사람들이었다.

게다가 불행인지 다행인지 이 책을 다 써갈 때쯤 큰 사건이 벌어졌다. 18개월 때 완정을 하고 건강하게 지내던 강호의 아토피가 열살에 갑자기 심해졌던 것이다. 7년 만에 다시 올라온 아토피 때문에 긁느라 잠을 자지 못했고, 따가운 스킨을 바르면 눈물을 흘렸다. 이놈의 아토피는 10년을 봐도 적응이 안된다. 방법이 있다는 것을 알면서도 막상 닥치면 엄마의 마음은 무너진다. 알레르기 기질이 심한 강호에게 나타난 두드러기는 피부가 많이 호전되었을 때 나타나는 불청객이었다. 기존의 완정법으로 유일하게 뾰족한 해결책이 없는 현상이었는데, 이번에 강호의 피부를 관리하면서 드디어 방법을 찾을 수 있었다. 그동안 나를 괴롭혀왔던 난제가 풀리면서 완정법이 또다시 업그레이드 된 것이다.

이렇듯 어려운 난관을 겪을 때마다 우리는 그 속에서 메시지를 얻을 수 있다. 나는 이번 일을 겪으면서 힘든 시간을 보냈지만, 그 덕분에 숙원사업을 해결할 수 있었다. 갑자기 나타난 강호의 아토피도 잠깐의 시련을 통해 더 좋은 길로 인도하기 위한 그 분의 계획이었음을 깨닫게 되었다. 여러분의 삶에 고통이 있다는 것은 여러분이 깨달아야 할 메시지가 있다는 것을 의미한다. 그 메시지를 알게 되면 문제는 자연스럽게 해결된다. 이왕 닥친 일인데 고민만 하지 말자. 잠시 나를 내려놓고 인생이 나에게 주는 메시지에 귀를 기울여 보자.

내 아이를 가장 잘 아는 사람은 엄마다. 엄마는 열심히 공부해서 아이의 주치의가 되어야 한다. 이 책은 전문적인 내용을 보통 엄마들도 이해할 수 있도록 쉽게 쓰려고 노력했다. 하지만 모든 사례나 노하우를 다 담지 못했다는 아쉬움이 남는다. 아토피는 경우의 수가 너무도 많아 그것들을 일일이 이번 책에 담는 것은 무리가 있었다. 책에 다 담지 못한 더 많은 정보와 후기들은 피부완정연구소(http://cafe.naver.com/atopycompletecure)에서 볼 수 있다. 이 책에서 못 다한 이야기는 다음을 기약해 본다.

이 책의 목적은 아토피로 고통 받는 사람들에게 희망을 주는 것과, 자연치유력과 면역력의 중요성에 대해 알리는 것이다. 나는 지금까지 아토피 맘으로서 13년 가까이 아토피를 공부하고 관리해 왔다. 그동안 축적된 나의 이 모든 경험과 노력이 부디 여러분들에게 도움이 되기를 바란다. 아토피 없는 세상을 위하여, 파이팅!

2018년 1월

행복한 맘 윤명화

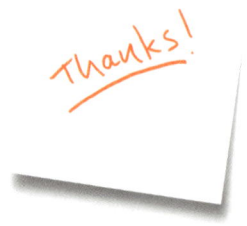

참고자료

참고자료

국내 서적

강영환, 《당신의 세포가 녹슬어가고 있다》, 아름다운 사회 (2008)

구희연 외1명, 《대한민국 화장품의 비밀》, 거름 (2009)

김나나, 《내 아이를 해치는 위험한 세제》, 미디어윌 (2008)

김선호, 《세계의 건강기능식품》, 식품음료신문사 (2005)

김수남, 《아토피 정복 길잡이》, 해피스토리 (2009)

김정진, 《아토피 희망 보고서》, 동아일보사 (2011)

김혜남, 《총명 밥상》, 랜덤하우스 (2007)

류병호, 《아토피를 일으키는 예방하는 식품》, 예림미디어 (2006)

문창식 외 1명, 《최고의 전문의들은 왜 통합기능의학에 주목할까?》, 엠디 (2015)

박의규, 《소금과 물, 우리 몸이 원한다》, 지식과감성 (2014)

박재상, 《아토피가 불치병이라고요?》, 태웅출판사 (2006)

송인성, 《또 하나의 위장》, 사이언스북스 (2011)

송창수, 《아토피 길라잡이》, 부광 (2010)

이규재, 《물이 사람을 살린다》, 정문사 (2006)

이송미, 《잘 먹고 잘 사는 법 아토피》, 김영사 (2004)

이승남, 《물로 10년 더 건강하게 사는 법》, (주)리스컴 (2015)

안병수, 《과자, 내 아이를 해치는 달콤한 유혹》, 국일미디어 (2005)

안병수, 《과자, 내 아이를 해치는 달콤한 유혹2》, 국일미디어 (2009)

안영철, 《암=면역 완치될 수 있다》, 한국 예술사 (2007)

엄정섭, 《글리코라이프》, 만나창고 (2006)

참고자료 | 국내 서적

윤종성, 《아토피 완전정복》, 이담(2010)

정유미 외 1명, 《뽀뽀뽀뽀119 우리아가 모유 먹이기》, 그린비라이프(2004)

최민희, 《굿바이 아토피》, 21세기북스(2009)

최세호 외 1명, 《대한민국 동네빵집의 비밀》, 거름(2012)

하병근, 《비타민 C 면역의 비밀》, 페가수스(2009)

한만청, 《암과 싸우지 말고 친구가 돼라》, 중앙M&B(2001)

한숙경, 《엄마가 고정관념을 깨면 아이의 창의력은 자란다》, 한울림(1995)

환경호르몬을 생각하는 모임, 《환경호르몬으로부터 가족을 지키는 50가지 방법》, 삼신각(2000)

MBN 천기누설제작팀, 《천기누설, 내 몸에 기적을 일으킨 야생음식 36가지》, 다온북(2013)

MBN 천기누설제작팀, 《천기누설2》, 다온북(2013)

EBS 지식채널제작팀, 《건강 01 몸의 이해》, 지식채널(2009)

EBS 지식채널제작팀, 《건강 02 독소의 습격, 해독 혁명》, 지식채널(2009)

EBS 지식채널제작팀, 《건강 03 건강 잠재력, 생체시계의비밀 》, 지식채널(2009)

EBS 내 아이의 전쟁 알레르기 제작팀, 《내 아이의 전쟁, 알레르기》, 지식채널(2011)

KBS 생로병사의 비밀 제작팀, 《생로병사의 비밀 1,2,3》, 가치강조(2006)

KBS 생로병사의 비밀 제작팀, 《피부는 다시 젊어질 수 있다》, 문예춘추사(2011)

육아방송 모유의 신비 제작팀, 《내 아이 첫 밥상 모유의 신비》, 마더북스(2013)

박상운, 《얼음 결정의 신비, 진해질에 따른 얼음 결정의 형태변화》, 춘계정신과학학회(2003)

외국 서적

고오다 미츠오, 《반드시 낫는 아토피 피부염의 자연 요법》, 김흥국, 태웅출판사(2005)
네일 솔로몬, 《NONI 생명의 기적을 얻는다》, 노니연구회, 노블웍스(2000)
네일 솔로몬, 《노니의 기적을 만난 사람들》, 한국노니정보센타, 유토피아북(2002)
나시다 후미오, 《된다, 된다, 나는 된다》, 하연수, 흐름출판(2001)
니와 유끼에, 《아토피야, 가래》, 남원우, 한림원(2005)
닥터 월렉,《죽은 의사는 거짓말을 하지 않는다》, 박우철, 꿈과의지(2002)
도다 기요시, 《아토피 교과서》, 이근아, 이아소(2008)
데보라 노빌, 《감사의 힘》, 김용남, 위즈덤 하우스 (2007)
러셀 L. 블레이록, 《죽음을 부르는 맛의 유혹 우리의 뇌를 공격하는 흥분속도》, 강민재, 에코리브르(2013)
마리아 로데일, 《유기농 선언》, 장호연, 백년후(2010)
마이클로지에, 《끌어당김의 법칙》, 이수경, 웅진윙스(2007)
마벨 카츠, 《가장 쉬운 삶의 길》, 박인재, 침묵의 향기(2000)
마츠다 미히로, 《그만두는 힘》, 김의경, 위너스북(2009)
마키세, 《아토피로부터의 해방》, 허정구, 시니어북스(2014)
빅토리아 달레지오, 《우리집 알레르기를 잡아라》, 송재철, 21세기북스(2004)
브루스 피페, 《오일풀링》, 엄성수, 새로운현재(2013)
브룩 글래드스톤, 《미디어 씹어먹기》, 권혁, 돋을새김(2012)
사토 도미오, 《기적의 입버릇》, 이석순, 중앙북(2008)
스티브 뉴전트, 《잃어버린 영양소》, 이철원, 용안미디어(2006)
스티븐 왕겐, 《밀가루만 끊어도 100가지 병을 막을 수 있다》, 박지훈, 끌레마(2009)

참고자료 ㅣ 외국 서적

신시아 위댐, 《아이와의 전쟁에서 승리하는 법》, 강현주, 한울림(1991)

에모토 마사루, 《물은 답을 알고 있다》, 홍성민, 더난출판(2003)

아보 도오루, 《면역학 입문》, 최혜선, 아이프렌드(2005)

아보 도오루, 《면역 혁명》, 이정환, 부광(2003)

아보 도오루 외2명, 《新면역혁명》, 박주영, 중앙생활사(2010)

아보 도오루, 《약을 끊어야 병이 낫는다》, 조영렬, 부광(2004)

안도 요시키, 《당사슬의 파워》, 최혜선, 아이프렌드(2007)

앤서니 라빈스, 《무한능력, 마음과 몸의 혁명》, 조진형, 씨앗을 뿌리는 사람(2005)

오카자키 타모츠, 《효소욕이 내 몸을 살린다》, 정직상, 한언(2005)

오오모리 타카시, 《모발은 알고 있다 모발미네랄 검사》, 김영설외1, 대한의학서적(2009)

와타나베 쇼, "지긋지긋한 아토피" 니시건강법으로 치료한다》, 김기준, 형설라이프(2008)

우츠기 류이치, 《화장품이 피부를 망친다》, 윤지나, 청림LIFE(2013)

윌리엄 너스, 《미루는 습관 버리기》, 조은경, 팬덤북스(2009)

이노우에 마사오, 《새집증후군의 방지와 대책》, 김현중 외 5명, 기문당(2004)

이마이 가즈야키 외 1명, 《입으로 숨쉬지 마라》, 박재현, 이상(2012)

이시하라 유미, 《내 몸 독소 해독법》, 신정현, 싸이프레스(2012)

이시하라 유미, 《내몸 독소 내보내기》, 황미숙, 삼호미디어(2005)

쟝량두오, 《건강하게 오래살고 싶다면 몸을 청소 하라! 독소배출》, 김다연, 태웅출판사(2009)

조 비테일 외1명, 《호오포노포노의 비밀》, 황소연, 판미동(2007)

케빈 도노반, 《화장품의 진실》, 김정환, 월드북(2004)

쿠고우 하루히코, 《통증을 없애주는 신비의 과실》, 임종관, 미래북(2003)

파멜라 드러커맨, 《프랑스 아이처럼》,이주혜, 북하이브(2009)

팸 그라우트, 《소원을 이루는 마력》, 이경남, 알키(2013)

후쿠다 미노루 외1명, 《부모가 높여주는 내 아이 면역력》, 윤혜림, 전나무숲(2004)

후지타 고이치로, 《알레르기 아토피를 해결하는 장 건강법》,장민주, 아주좋은날(2011)

후나세 슌스케, 《약, 먹으면 안된다》, 강봉수, 중앙생활사(2010)

Dr. Joel Wallach, 《죽은 의사는 거짓말을 하지 않는다》, 박우철, 꿈과의지(2002)

D. 린드세이 벅슨, 《환경호르몬의 반격》,김소정, 아롬미디어(2000)

Dr. Steven S.W.HUANG, 《라온 클로렐라 & CGF》, 윤명화, 감사(2013)

F. 뱃맨갤리지, 《물, 치료의 핵심이다》, 김성미, 물병자리(2004)

마츠시다 가츠히로, 《원적외선과 물》, 한국원적외선연구(1992)

니와유키에, 《물》, 지식산업사(1997)

카와다카오루, 《생명의 탄생》, 제 1회 국제 신과학 심포지엄, 미내사클럽(1997)

논문

유종수 외 3명(2004),《천연식물 노니[Morinda citriforia] 추출물에 관한 연구》, 한국생물공학회지. Vol. 19, No. 2

김영호 외 7명(2006),《표재성 황색포도구균의 존재와 그 외독소가 소아 아토피 피부염에 미치는 영향》, 소아알레르기 호흡기. Vol. 16, No. 2

나혜연 외 5명(2009),《2세 이하 영유아 중증 아토피 피부염에서의 항원 감작》, 소아알레르기 호흡기. Vol. 19, No. 2

강정우 외 3명(2009),《중증 소아 아토피 피부염 환자의 임상적 특징》, 소아알레르기 호흡기 . Vol. 19, No. 4

차유림 외 1명(2011),《아토피 유아의 일반적 특성에 따른 스트레스 및 면역력 연구》, 한국미용예술학회지. Vol. 5, No. 3

김주화 외 19명(2012),《국내 6개 지역 종합병원에 내원한 소아 알레르기 환자에서의 혈청 Immunoglobulin E 농도에 관한 연구》, 소아알레르기 호흡기. Vol. 22, No. 1

김향수 외 1명(2013),《자녀의 질환에 대한 모성 비난과 '아토피 엄마'의 경험》, 페미니즘연구. Vol. 13, No. 1

석장미 외 6명(2013),《한국인의 피부 수분함유량, 유분 함유량 및 경표피수분손실량의 특성에 관한 연구》, J. Soc. Cosmet. Scientists Korea. Vol. 39, No. 3

김주영 외 5명(2014),《소아 아토피 피부염 환자에서 혈장 내독소 농도가 질환의 중증도에 미치는 영향》, Allergy Asthma Respir Dis. Vol. 2 No. 1

신영혜 외 3명(2014),《비타민 D농도와 아토피 피부염 환아의 중증도와의 상관관계》, Allergy Asthma Respir Dis. Vol. 2 No. 2

최유진 외 7명(2010),《해수산 클로렐라(Chlorella ellipsoidea) 유기용매 추출물의 항염증 효과》, Kor J Fish Aquat Sci. Vol. 43 No. 1

김산 외 4명(2011),《외인성 아토피 피부염과 내인성 아토피 피부염 환자의 말초혈액 단핵세포와 피부 병변에서 IL-3와 Fc ε RI 발현의 차이》, 대한 피부과학회지. Vol. 49 No. 6

신현택 외 7명(2016),《저신장을 주소로 내원한 환자들의 모발내 중금속 함량분석》, 한방재활의학과학회지. Vol. 16 No. 1

권지원 외 3명(2016),《서울 북부지역에 거주하는 정상 아동의 모발 미네랄 함량》, Korean Journal of Pediatrics. Vol. 49

염혜영(2009),《알레르기 질환과 모유수유》, 소아알레르기 호흡기. Vol. 19 No. 4

이글라라 외 5명(2010),《조기분만과 만삭분만 산모의 모발에서 측정한 중금속 농도의 비교》, 대한주산회지. Vol. 21 No. 4

조성연 외 6명(2012),《주의력결핍 과잉행동장애와 뚜렛증후군 아동의 모발 중금속 분석》, J Korean Acad Child Adolesc Psychiatry. 06 (44):63-68

위성욱 외 5명(2012),《영유아의 모유섭취에 따른 폴리브롬화디페닐에테르의 위해성 평가》, 한국환경공학회지. Vol. 34 No. 2

류해수 외 1명(2013),《운동에 의한 모발 내 중금속 함량의 변화》, 경인교육대학교 교육연구원, 정기간행물

김경연 외 8명(2013),《일부 지역 주민들의 모발 수은 농도와 혈중 수은 농도와의 상관성》, 한국환경보건학회지, Vol. 39 No. 2

(주)메디넥스 부설 하나 연구소(2015),《모발조직 중금속 검사 결과 보고서》

유종수 외 3명(2004),《천연식물 노니 (Morinda citriforia) 추출물에 관한 연구》, 한국생물공학회지. Vol. 19 No. 2

최병철 외 2명(2005),《노니(Morinda citriforia) 메타놀 추출물의 Phospholipase 억제와 항염증 활성》, 약학회지. Vol. 49 No. 5

이정노 외 4명(2006),《노니 추출물의 주름개선 효과연구》, J. Soc. Cosmet. Scientists Korea. Vol. 32, No. 4

안효진 외 11명(2006),《Antifatigue Effect of Chlorella vulgaris in Mice》, korean J. Food & Nutr. Vol. 19, No. 2

윤호준 외 4명(2007),《피부의 기저막 구성성분의 발현에 미치는 비타민 C와 비타민 E의 효과》, 대한피부연구학회지. Vol. 14 No. 3

홍정효(2008),《아토피의 치료에 관한 양방과 한방, 민간요법과 자연치유법에 관한 고찰》, 생태유아교육연구. Vol. 7 No. 1

김혜영 외 9명(2009),《알레르기 가족력이 영아기 아토피 피부염 발생에 미치는 영향》, 소아알레르기 호흡기. Vol. 19 No. 2

노건웅 외 1명(1998),《아토피 피부염에서 혈중 Interferon-γ, Interleukin-4, Interleukin-5 및 Interleukin-10의 농도》, Allergy Asthma & Respiratory Disease. Vol. 8, No. 1

서동인 외 4명(2011),《천식 소아에서 아토피 유무가 기관지확장에 반응에 미치는 영향》, 소아알레르기 호흡기. Vol. 21 No. 1

박성애 외 1명(2011),《아토피 피부와 가공식품 및 패스트푸드와의 상관성 연구》, 미용산업연구. Vol. 2 No. 1

박성애(2010),《아토피 피부염의 유발 원인에 관한 연구》, 미용산업연구. Vol. 1 No. 1

구정은 외 2명(2013),《화장품에 사용되는 천연방부제 연구 동향》, Kor. J. Aesthet. Cosmetol. Vol 11 No. 5

이주희 외 3명(2008),《중증 아토피 피부염 영아의 저단백혈증에 관한 연구》, 소아알레르기 호흡기. Vol. 18 No. 4

김주화 외 19명(2012),《국내 6개 지역 종합병원에 내원한 소아 알레르기 환자에서의 혈청 Immunoglobulin E 농도에 관한 연구》, 소아알레르기 호흡기. Vol. 22 No. 1

소영진 외 1명(2013),《연령 및 성별에 따른 탈모 모발의 미네랄 함량 분석》, The korean Journal of Culinary Research. Vol. 19, No. 5

김영선 외6명(2006),《소아 아토피 피부염 환부에서의 이차 세균 감염 빈도와 항생제 감수성에 대한 연구》, 소아알레르기 호흡기. Vol. 6 No. 1

박양(2013) ,《비타민 D와 아토피 피부염》, Allergy Asthma Respir Dis. Vol. 1 No. 3

김정욱 외 4명(2008),《Streptozotocin-유발 당뇨쥐에 대한 클로렐라 열수 추출물의 혈당 강하 효과》, Journal of life Science (103):1584-1591

박준수 외 11명(2010),《난치성 아토피 피부염 Work Group 보고서: 난치성 아토피 피부염의 치료에 관한 전문가 의견서》, 천식 및 알레르기. Vol. 30 No. 4

박재영 외 1명(2013),《20~40대 여성의 식품 선호도가 피부변화에 미치는 영향》, Kor.J.Aesthet.Cosmetol. Vol. 11 No. 2

윤주희 외 1명(2013),《아토피 증상 영유아기 자녀를 양육하는 부모의 어려움과 요구》, 생태유아교육연구. Vol. 12 No. 1

신지원 외 2명(2009),《학동 전기 소아에서 알레르기 질환과 모유 수유와의 연관성》, 소아알레르기 호흡기. Vol. 19 No. 4

민택기 외 3명(2013),《아토피 피부염 환자에서 혈청 비타민 D 농도와 메티실린 저항성 황색포도구균 피부 집락화의 연관성》, Allergy Asthma Respir Dis. Vol. 1 No. 2

박 양(2013),《한국에서 아토피 피부염 진단과 치료의 임상적 실태 조사》, Allergy Asthma Respir Dis. Vol. 1 No. 3

박하나(2009),《피부장벽과 아토피 피부염》, 한국피부장벽학회지. Vol. 11 No. 1

안효진 외 12명(2006),《클로렐라의 항 피로 효과 연구》, korean J, Food & Nutr. Vol. 19 No. 2

김관응 외 3명(2011),《클로렐라의 사료 내 첨가가 가금 생산성과 면역반응에 미치는 영향에 관한 연구》, 제 28차 한국가금학회 정기총회 및 학술 발표

이명청(2007),《클로렐라 섭취가 인체에 미치는 영향》, Journal of Coaching Development. Vol. 9 No. 1

조정희 외 5명(2011),《채식과 비채식인의 모발 내 무기질 함량과 영양상태의 관련성》, 한국영양학회지. Vol. 34 No. 3

서선숙 외 2명(2010),《유아들의 식습관 개선을 위한 "위험한 먹거리 프로그램"의 효과에 대한 연구》, 한국보육지원학회지. Vol. 6 No. 1

최혜영 외 2명(2005),《염산과 트립신으로 처리한 노니(Morinda citriforia) 추출물의 항산화 효과》, 약학회지. Vol. 49 No. 5

윤성필 외 4명,《아토피 피부염 환자의 생활 환경 및 생활 습관에 대한 연구》, 대한피부과학회지. Vol. 37 No. 8

김지현 외 5명(2008),《아토피 피부염이 있는 영유아의 성장에 영향을 미치는 요인분석》, 소아알르기 호흡기. Vol. 18 No. 4

최선영 외 12명(2013),《아토피 피부염의 중증도 평가 방법의 비교》, 대한피부과학회지. Vol. 51 No. 4

김현정 외 2명(2013), 《아토피 피부염과 피부장벽 이상》, Allergy Asthma Respir Dis. Vol. 1 No. 1

M.Siltanen, M.Kajosaari, T.Poussa, K.M Saarinen, E.Savilahti(2003),《A dual long-term effect of breastfeeding on atopy in relation to heredity in children at 4 years of age》Allergy 58: 524-530

8 besides Mani Saminathan(2013),《Systematic Review on Anticancer Potential and other Health Beneficial Pharmacological Activities of Novel Medicinal Plant Morinda citrifolia(Noni), International Journal of Pharmacology 9(8)

Int J Gynecol Obstet(1988),《분만시 산모의 혈액 내 미량원소의 수치와 탯줄 내 혈액의 수치 비교: 납, 철, 구리, 아연, International Federation of Gynecology & Obstetrics Published and printed in Ireland 26:213-221

Am J Epidemiol(1999),《자연유산의 위험성과 측정된 혈중 납 농도, Johns Hopkins University School of Hygiene. Vol. 150, No. 6

The Chemical Basis of Medical Climatology. G.Picardi.1962.Thomas.

The Studies on the Hydration Energy and Water Structure in Dilute Aqueous Solution. M.J.Moon, M.S.jhon.1985. Bull.Japan.Chem.Soc.59.1215

Let's Defeat Cancer!. G.Somylai. 2001.Academiai Kiado

The structure of the first coordination shell in liquid water. Werrnet et al. 2004science.304,995

참고자료 | 논문

Wold AE. The hygiene hypothesis revised: is the rising frequency of aller?gy due to changes in the intestinal flora? Allergy 1998;53(46 Suppl):20-5.

Wang, I-J., and J-Y. Wang. "Children with atopic dermatitis show clinical improvement after Lactobacillus exposure." Clinical & Experimental Allergy 45.4 (2015): 779-787.

Drago, Lorenzo, et al. "Treatment of atopic dermatitis eczema with a high concentration of Lactobacillus salivarius LS01 associated with an innovative gelling complex: a pilot study on adults." Journal of clinical gastroenterology 48 (2014): S47-S51.

Gerasimov, Sergei V. et al. "Probiotic supplement reduces atopic dermatitis in preschool children." American journal of clinical dermatology 11.5 (2010): 351-361.

Louis, Petra, and Harry J. Flint. "Diversity, metabolism and microbial ecology of butyrate-producing bacteria from the human large intestine." FEMS microbiology letters 294.1 (2009): 1-8.

Candela, M., et al. "Interaction of probiotic Lactobacillus and Bifidobacterium strains with human intestinal epithelial cells: adhesion properties, competition against enteropathogens and modulation of IL-8 production." International journal of food microbiology 125.3 (2008): 286-292.

Wikoff, William R., et al. "Metabolomics analysis reveals large effects of gut microflora on mammalian blood metabolites." Proceedings of the national academy of sciences 106.10 (2009): 3698-3703.

Heijtz, Rochellys Diaz, et al. "Normal gut microbiota modulates brain development and behavior." Proceedings of the National Academy of Sciences 108.7 (2011): 3047-3052.

Song, Han, et al. Faecalibacterium prausnitzii subspecies-level dysbiosis in the human gut microbiome underlying atopic dermatitis. Journal of Allergy and Clinical Immunology 137.3 (2016): 852–860.

Schleimer, Robert P., and Sergejs Berdnikovs. Etiology of epithelial barrier dysfunction in patients with type 2 inflammatory diseases. Journal of Allergy and Clinical Immunology 139.6 (2017): 1752–1761.

참고자료 | 논문

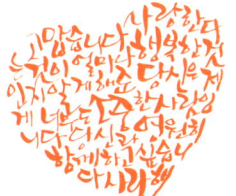

초 판 1쇄 발행	2016년 3월 25일
개정판 1쇄 발행	2017년 1월 25일
증보판 1쇄 발행	2018년 2월 25일
증보판 2쇄 발행	2020년 10월 21일
증보판 3쇄 발행	2023년 5월 15일
글쓴이	윤명화 (피부완정연구소)
주 소	경기도 하남시 덕풍북로 71번길 29, 203-103
전 화	070-7536-1125
이메일	raonyuni@naver.com
카 페	피부완정연구소(http://cafe.naver.com/atopycompletecure)
페북주소	www.facebook.com/wanjung2007
쇼핑몰	홈페이지 www.wanjung.com 완정닷컴
감 수	문창식
펴낸이	오춘원
디자인	오춘원
인 쇄	크레비즈 (031-239-8541)
펴낸곳	크레비즈
주 소	경기도 수원시 팔달구 수성로 92, 8층(화서동, 농민회관)
전 화	031-239-8541
홈페이지	crebiz.or.kr
이메일	admin@crebiz.or.kr

「이 도서의 국립중앙도서관 출판예정도서목록(CIP)은 서지정보유통지원시스템 홈페이지(http://seoji.nl.go.kr)와 국가자료공동목록시스템(http://www.nl.go.kr/kolisnet)에서 이용하실 수 있습니다.(CIP제어번호: CIP2018003106)」

ⓒ 저자와의 협약에 의해 인지는 생략되었습니다.
이 출판물은 저작권법에 의해 보호를 받는 저작물이므로 무단으로 전재하거나 복제할 수 없습니다.

책 값	뒷표지에 있습니다.
ISBN	979-11-957639-3-1 13590